排毒養生
果乾水

健康×排毒×長壽×祛寒×美白×瘦身
一天 500ml 一次擁有！

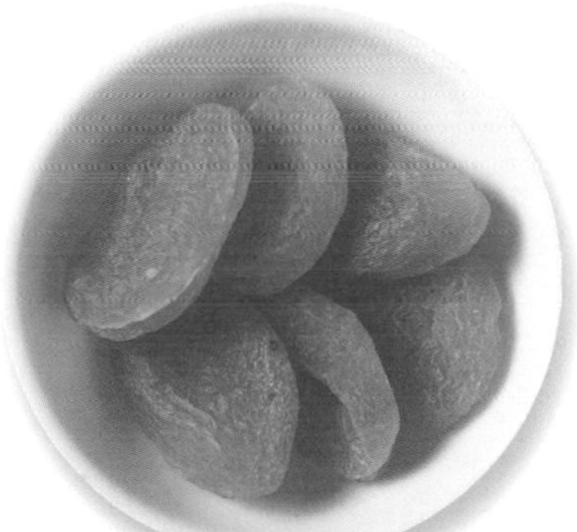

中醫醫學博士
楊高木祐子／著

suncolor
三采文化

說到香港，你會聯想到什麼？

說到香港，你會聯想到什麼？是百萬夜景、美食、美容，還是風水和磁場景點？香港確實有這些面向。

除了這些以外，現在還要再加上一項「健康長壽」。

在香港，不但男女平均壽命皆為世界第一，香港人的健康壽命也很長，長者（香港人把年長者和銀髮族稱為長者）們直到過世前身體都還很硬朗，到處都可以看到他們在品茶、打太極拳、混在年輕族群中打籃球或做義工，每天都過得活力十足。

因此，最近有許多媒體爭相報導香港人健康長壽的祕密，以及香港人的健康壽命比日本人更長的原因。

我住在香港三十幾年，和香港人結婚超過二十五年，大半人生都在香港和香港人的包圍中度過。

我發現，香港人十分忠於事物的根本。從幾千年前開始，健康

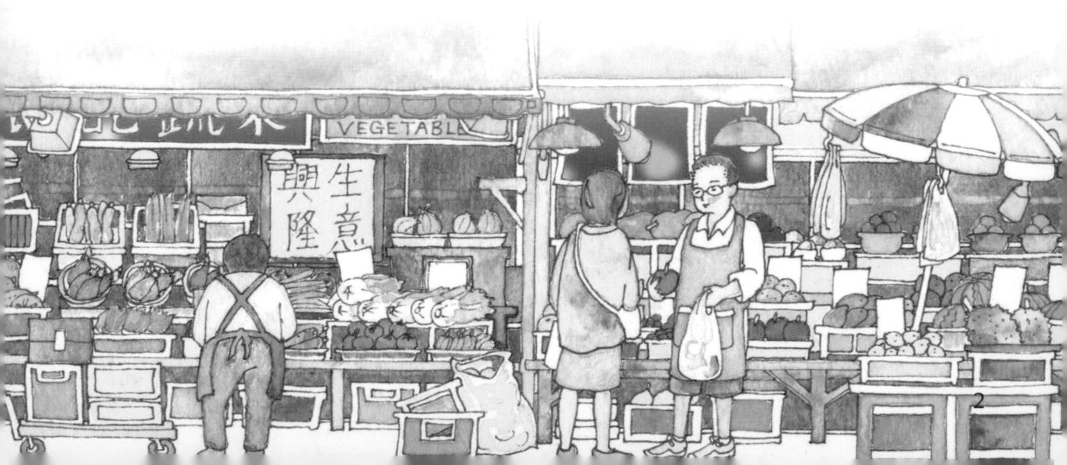

就是世間所有生物的根本，而香港人正理所當然地過著追求健康的生活。

對多渴望的香港人來說，健康是最重要的事！

香港人生活在充滿活力的城鎮，多渴望可說是他們的優點。例如，虔誠的香港人去拜拜時，絕對不會只許一個願望。儘管心想事成就已經包山包海，但香港人還要祈求生意興隆、年年有餘和龍馬精神，想到什麼就祈求什麼，認為唯有願望全部實現，人生才算快樂（參考第6頁）。

不過，香港人可不是只會臨急抱佛腳，他們其實早就為願望實現的那一天做好了準備，那就是努力保持身體健康。要是不健康的話，即使發了大財也開心不起來。

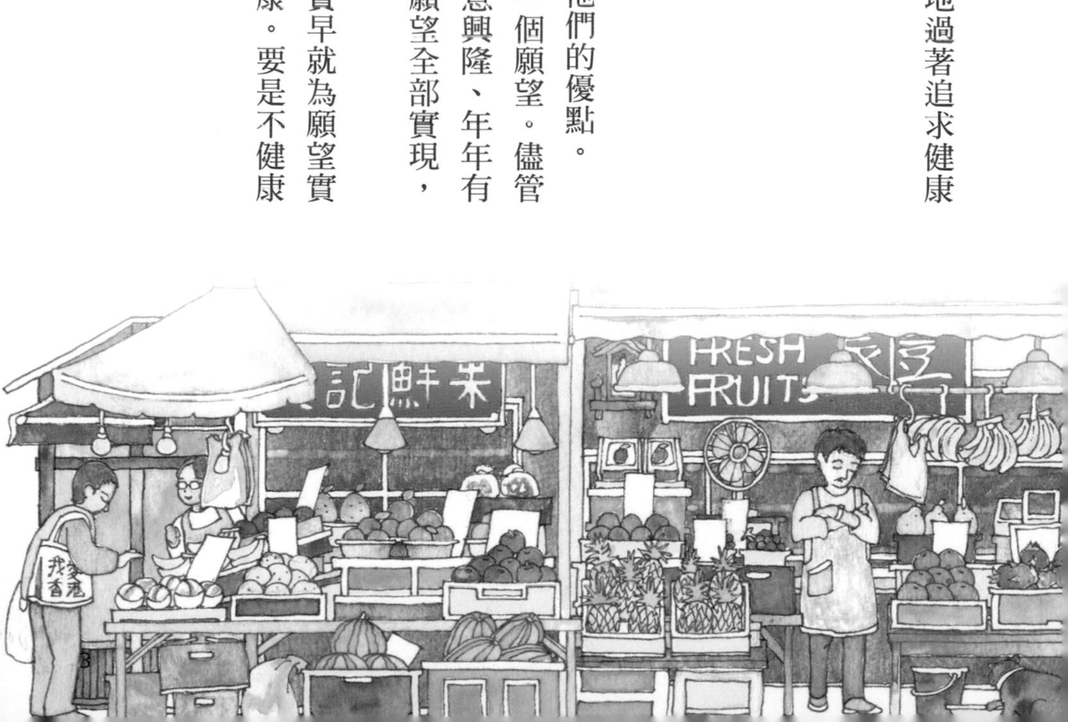

香港人認為健康是人生的根基，保持健康的祕訣成了香港人家庭中代代相傳的教養。如今健康長壽的長者，從小就很平常地在實踐那些健康祕訣。

所謂的健康祕訣，就是透過飲食來溫潤滋補。

健康長壽與水果的關聯

香港的水果攤和超市的水果賣場是最棒的，來自世界各地的四季水果這裡都有，就連盛產期非常短，一年只進貨一次的水果都擺得滿滿的。

就拿蘋果來說好了，產地包括日本、韓國、中國、紐西蘭和美國，品種和味道都有些許微妙的不同，可以滿足對吃很講究的香港人。

香港人不僅早上會吃水果，晚餐後也有吃※1水果的習慣。就連香港政府發給長者的高齡津貼，也取名叫做「生果金」。總之，香

「每日水果200克運動」※1

2000年3月，日本文部省（現為文部科學省）、厚生省（現為厚生勞動省）與農林水產省頒布了一項飲食指南，規定水果和蔬菜一樣都是每天必須攝取的食物。為了讓水果成為人們每日飲食中不可或缺的項目，「有水果的飲食生活促進全國協議會」開始推行這項運動。然而，現實情況是日本人越來越少吃水果。http://www.kudamono200.or.jp

（註：文部省、厚生省、農林水 省：類似台灣的教育部、衛福部和農委會。）

港人每天都要吃水果。由於需求量很大，因此每天都有很多水果從世界各地運來香港。

大約從十年前開始，香港的SPA和飯店大廳會擺放裡面裝了水和水果的玻璃瓶。這樣的水原本是要提供給歐美遊客，喝起來冰冰涼涼，散發出一股微微的果香，非常好喝。

在以前，提到排毒水果水時多半是指檸檬水，但現在檸檬被換成了其他水果。這種排毒水果水的自然美味就成為話題，轉眼間就傳播到世界各地。

起初是流行雜誌在介紹這種排毒水果水，過了一段時間後，就連報紙的健康專欄和週刊雜誌也開始介紹它。排毒水果水只要有水和水果就能製作，相當簡便，這也成為它快速滲透到日常生活中的原因之一。

不久，人們開始流行把水果乾和水裝進瓶子，放進冰箱冷藏一下，製作成所謂的果乾水。雖然用新鮮水果製作也可以，但水果乾更容易保存，效果也更卓著。

「為了健康多喝水」推廣運動※2（在第6頁）

這項運動的主旨是，當體內水分不足時，發生中暑、腦梗塞（俗稱中風）和心肌梗塞等各種健康問題的風險就會提高，所以要多多補充水分。人類一天所需要的水分約為2.5公升，透過進食攝取和體內自行製造的量約為1.3公升，所以必須補充不足的1.2公升。（來源：厚生勞動省）

https://www.mhlw.go.jp/stf/seisakunitsuite/bunya/topics/bukyoku/kenkou/suido/nomou/index.html

一開始，迷上這種水果水的人並不是香港人，而是居住在香港的歐美人士。然後，這波利用新鮮水果或水果乾製作排毒水果水的流行，也延燒到每天在市場挑選食材的香港人身上，讓果乾水產生了很大的變化。

在香港，無論身體健不健康，人們都會叫你「多喝水」※2，包括醫生、牙醫和長輩都是如此。對香港人來說，所謂的水既不加冰塊也不放進冰箱冷藏，而是常溫水。「多喝水」的水是常溫以上的水或熱水，所以引發流行的排毒水果水也必須是常溫，可以的話最好是熱的。在香港，檸檬水的主流做法也是在切片檸檬中注入熱水。

因此，**香港人認為，水果水應該也要做成溫熱的。**

他們想到要把香港人健康長壽的祕訣「溫潤滋補」和排毒水果水結合，於是水果藥方飲料（溫熱果乾水）就誕生了。

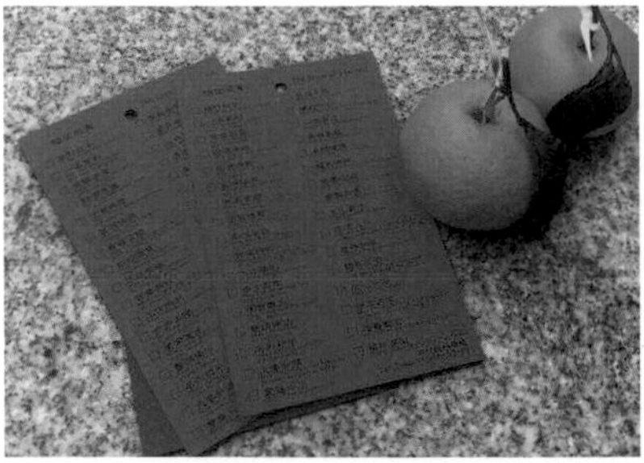

香港人很多渴望，香港林村有一棵「許願樹」，用來許願並掛在樹上的紅紙印滿了四個中文字的願望清單，可以依照個人需求勾選。

無論是服用水果乾，還是透過曬乾來濃縮動植物的功效再煎來喝，都是中醫慣用的方式。雖然直接喝白開水也可以溫潤身體，但溫熱的果乾水具有天然風味，不但好喝，做成飲料之後所留下的果肉也可以吃，這讓多渴望的香港人覺得真是賺到了，與其說溫熱果乾水是一種流行，不如說它已經成了香港每個人日常生活的一環。

本書將從中醫的觀點出發，以抗老化、健康長壽和美容為目標，為各位介紹用水果乾製作的溫熱果乾水，材料也都是考慮到它們的功效和特性來精心挑選的，請各位讀者一定要嘗嘗看這種天然的甘甜美味！

中醫醫學博士　楊 高木祐子

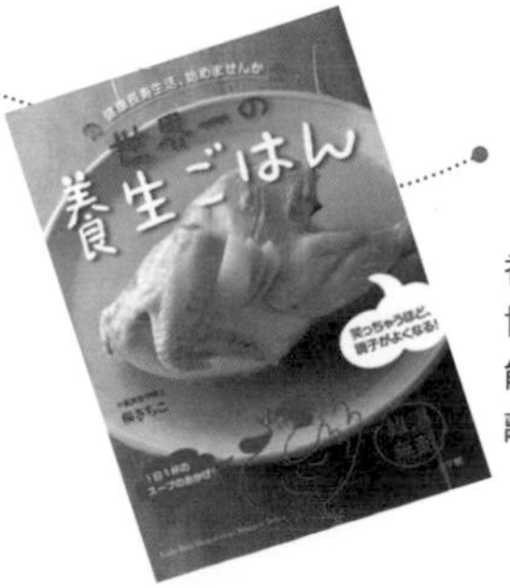

《世界一流的港式家傳雞湯》（楊 高木祐子著）

香港連續三年奪得男女長壽冠軍，身為在香港居住三十多年的中醫醫學博士，作者切身體會到老化的肇因是①體寒②乾燥③壓力，而飯前喝湯能夠消除這三項因素。她在書中提倡食療的重要性，使讀者們也能近距離接觸香港的長壽祕訣。

排毒果乾水
＋
活用食譜

Contents

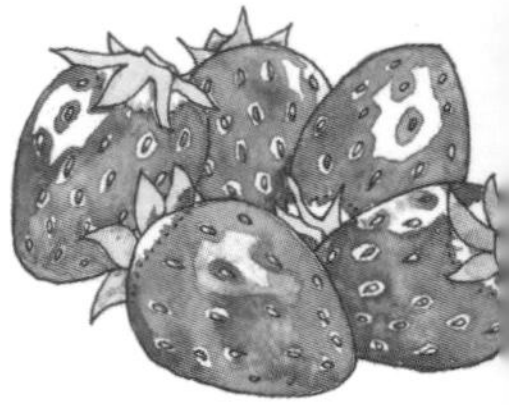

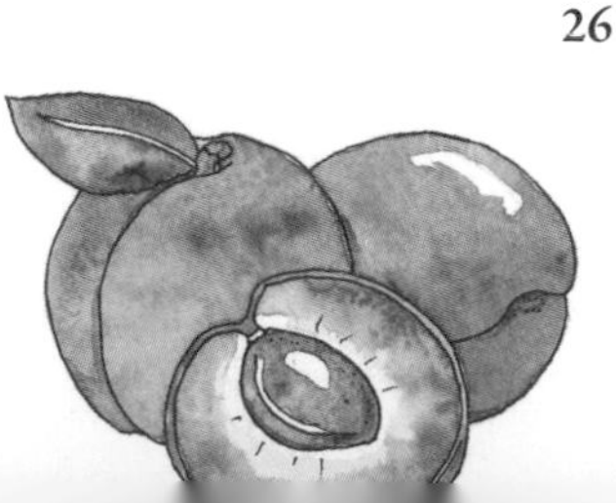

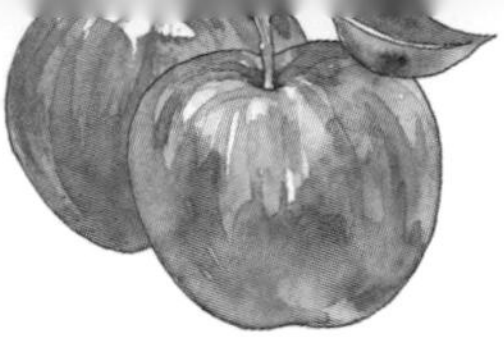

chapter

2 15款基本果乾水單品

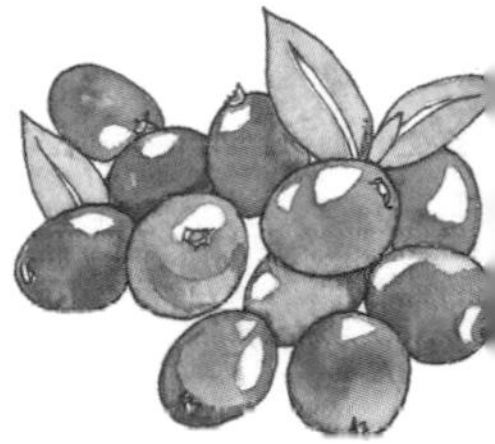

chapter

3 重返年輕的複合果乾水

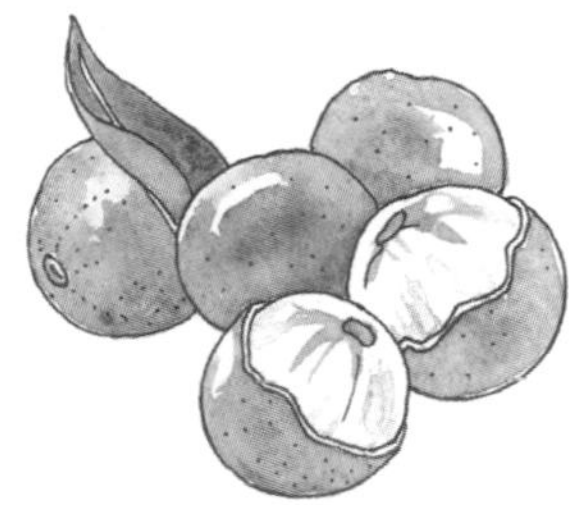

chapter 4

注意事項：

●根據選用的水果乾而定，做出來的果乾水在甜度和味道上會有差異。雖然書上記載了參考份量，但還是要一邊試喝味道一邊增減。

●請盡量選擇不含添加物的天然水果乾。

●在熬煮之前，請先把水果乾洗乾淨。

●本書介紹的食譜有助於延年益壽，但不具有治療疾病的功能。若症狀持續，請向您的家庭醫師諮詢。

＋1 讓味道更富有變化！

在甜度不足或想要增添風味時添加

黑砂糖

如字面所示，黑砂糖就是黑色的砂糖，是一種熬煮紅甘蔗並只經過過濾和冷卻，完全沒有其他加工的砂糖。一般來說，如果是白砂糖的話，糖蜜會在製作過程中去除，但黑砂糖則否，其顏色就是因此而來。黑砂糖可用來暖和身體，改善體寒、食慾不振、疲勞和腸道環境，除了可以預防感冒之外，對於體寒引起的生理痛、月經不順及貧血也有成效。

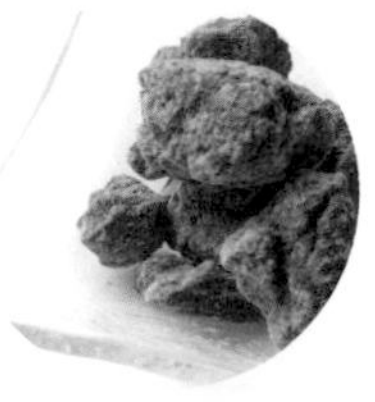

檸檬

檸檬含有的維他命C在柑橘類中特別豐富，其酸味的主要成分則是檸檬酸，可以加速疲勞物質的分解和代謝，有效恢復疲勞。此外，它促進消化的功效卓著，也可緩和噁心感或孕吐。其芳香成分能夠消除焦慮和壓力，也有人把檸檬用於美白美容，但胃酸過多的人不要多吃。

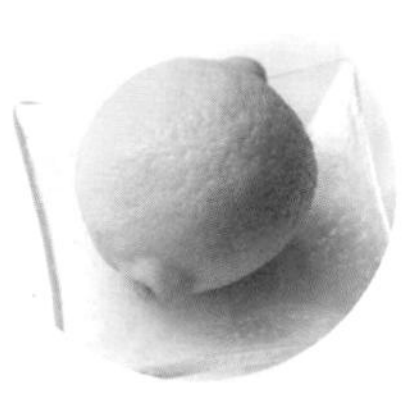

chapter

1

喝溫水是

香港人的日常

既然要喝，就要選擇好喝又健康的！

香港人這也想要、那也想要，
必需的水分除了要是溫水之外，
還要加上有益健康的食材。

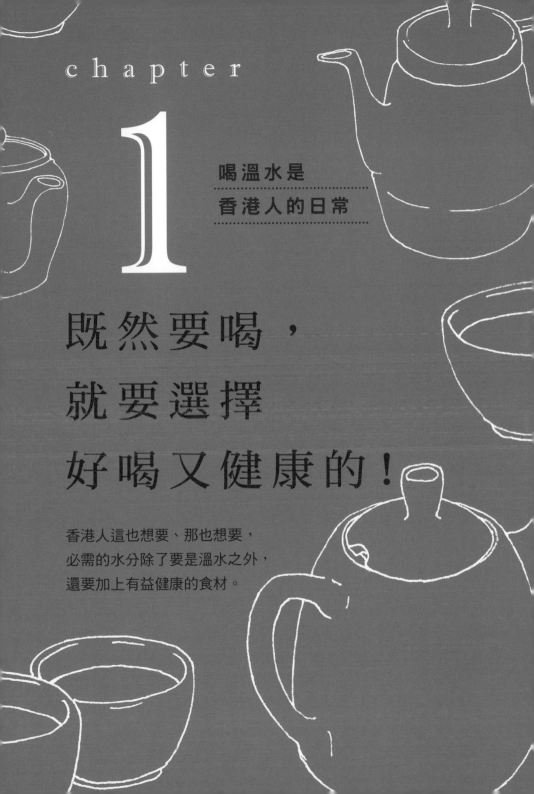

香港人在「亞健康」時就會開始調養

字典裡寫著，健康就是身體沒有缺陷，身心健全，但香港人並不認為沒有生病就是健康。只要身體有點不舒服就是生病的先兆（亞健康），所以必須在生病之前就除去致病的因素。

「養生」是在這時經常出現的詞彙。

日本人對養生有一種生病時或生病後才要調養的既定印象，但在香港，養生就如同字面所示，是調養生命的意思。而健康的定義不只是不生病，還要讓身心都充滿活力，能夠愜意地過生活。

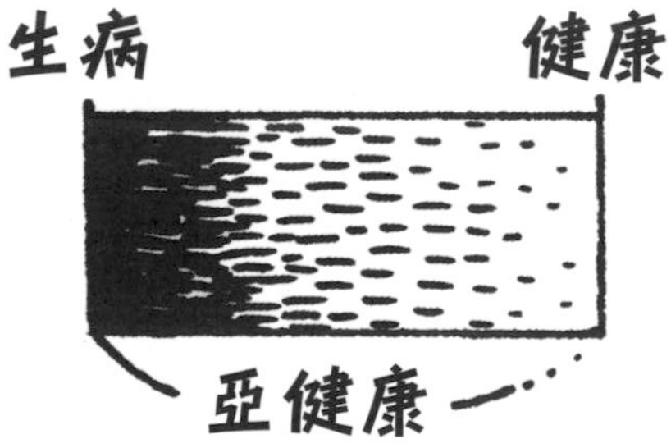

※亞健康其實是從英文sub-health翻譯而來的詞彙，世界衛生組織（WHO）在1948年將健康定義為「身體、心理和社會三方面都健全」，而亞健康則是指介於生病和健康中間，處於半健康的狀態。雖然不至於要上醫院，但平常會覺得身體不舒服，有健康方面的困擾。

◉香港人的養生祕訣是「以食養生」

在古代中國，醫生分為四個等級。

首先，第二等是用藥物治療疾病的「疾醫」，類似現在的內科醫師。第三等是動刀治病的「瘍醫」，類似現在的外科醫師。第四等是為動物看病的獸醫。比這三種醫師更高等的醫師稱為「食醫」，這個詞彙可能有點陌生，但它是指從飲食來預防疾病、以食養生的醫師。

在過去，第一等的食醫還要負責管理皇帝的飲食，不是生病了才來治療，而是做好「未病」管理，把預防醫學看得比什麼都重要。人們認為，能夠預測可能會罹患的疾病並加以預防，才是第一等的醫師。

為了維持健康，適度工作、休息並運動是最理想的，可是香港人非常忙碌（其實我們也是），各有各的難處而無法做到。不過，不管再怎麼忙，還是可以做到以食養生。

為了活下去，人不得不吃東西，而且必須靠自己掌控飲食。儘管如此，也不代表我們可以想吃什麼就吃什麼，再靠健康食品來補充不足的營養。

以食養生就是擁有關於飲食的知識，了解食材的特性，選擇用以養命的食材，並均衡攝取。這樣一來，除了可以填飽肚子之外，還可以獲得健康。這是多渴望香港人的最愛，可說是一舉兩得。

在香港，人們認為藉由攝取大自然的食材來養生比吃藥更好，以中醫（中國傳統醫學）為依據的理想飲食成了香港人生活習慣的一環，透過家庭教育代代相傳。

「以中醫為依據的理想飲食」是指：

- **要吃完整的食物（一物全體）**
- **要吃當季的食物**
- **要吃好消化的食物**
- **要吃好吸收的食物**
- **要吃補充營養的食物**
- **要吃補充水分的食物**
- **要吃可以確實排出老廢物質和毒素的食物**

更重要的是，

- **要吃溫熱的食物**

香港的長輩們所傳授的「溫潤滋補」，就可以實現上述這幾點。

◉溫潤不僅有益健康，還能養顏美容

香港人健康長壽的祕訣是溫潤滋補，恪遵這一點所培養的溫熱體質不僅無煩無惱，還會附帶溫熱的心與溫熱的肌膚。溫熱的心不會焦慮不安，溫熱的肌膚則是水嫩細緻。這是為什麼呢？就讓我來為各位解說吧！

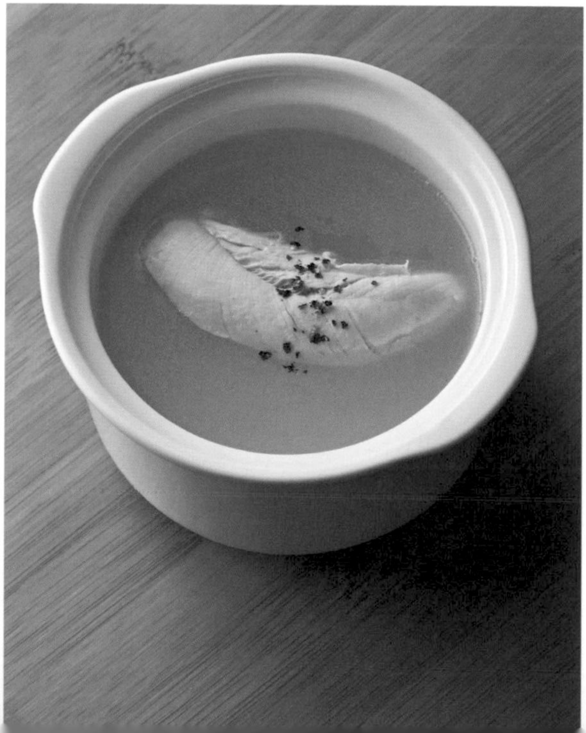

楊家最基本的雞湯，飯前喝可以溫暖腸胃，增加營養。

◆女性的體寒分為三個階段：

【第一階段】

身體末梢（手腳）冰冷，還有肩膀痠痛、長痘痘、皮膚粗糙和生理痛等症狀。這些都是「血液循環不好」的證據。

【第二階段】

屁股或肚子摸起來很冰冷，這就代表內臟受寒，此外還有水腫、便祕、偏頭痛、肩膀或脖子痠痛等症狀。這些都是「水循環不好」的證據，也就是處於肚子瘦不下來的狀態。

【第三階段】

上半身在流汗或發熱，下半身卻很冰冷。心理失衡，出現情緒不穩、失眠、喉嚨卡卡等症狀。這些反應都是「氣循環惡化」的證據。

你可能已經發現了，這三個階段就是更年期症狀的演變過程。

◉想要擁有溫熱體質的理想與現實

我在香港住了三十幾年，親眼見證了各個年齡層的香港女性總是精神飽滿又美麗動人。當自己到了更年期將近的年齡時，我體悟到年紀相仿或稍長的香港女性仍能保持健康是一件多麼美好的事，同時察覺了其中原因。那些總是充滿活力的香港女性每天都在實踐溫潤滋補這一點，溫就是讓皮膚常保活力，潤就是讓皮膚不被斑點、細紋和鬆弛入侵，並補充營養、保持健康，讓她們能夠輕鬆度過更年期這個人生大關。

加以仿效的我當然也度過了更年期，也沒有遇到什麼困擾。

近年來，越來越多日本人知道身體不適的原因和體寒息息相關，但即使知道不讓身體受寒是一件很重要的事，人們還是覺得要嚴格實踐不吃冰冷食物的生活很困難。

讓心、身體和皮膚受寒的因素有很多，若補充的水分溫度太低也會讓內臟受寒，成為體寒的肇因之一。

因此，我認為大家可以先從喝溫水做起。為什麼飲用水的溫度這麼重要呢？以下就讓我來解釋原因。

◉從中醫的觀點來看喝溫水的重要性

用鍋子燒熱水時，水會一直滾，變成蒸氣散發出來。如果把爐火關掉，讓熱水冷卻，水就會停止流動。

人體內的水也是同理，要讓它流動就必須提供熱能。如果只是把水喝進肚子裡並不會產生什麼變化，但只要把水加熱並提供熱能，水就會開始流動。

不用說也知道，人類的理想體溫是三十六．五度到三十七度。據說人體有六十到七十％是水，而這些水分絕對不是冷水。

體液要有一定的溫度才會開始代謝，中醫學認為，喝下肚的水要經過氣的作用，才能化為人體可以利用的型態。水在氣化作用下化為津液（體液），並且在氣的推動作用下循環全身。

中醫學認為，我們所喝的水會依照以下步驟循環。

①喝水（液體）

②胃腸（脾臟）吸收水分，把它變成身體可以利用的型態（霧狀）

③把霧狀的水分送到肺

④肺讓水分滲透到全身的各個角落（散布霧狀的水）
⑤經過利用的霧狀水分再次化為液體
⑥由腎臟來過濾收集起來的水
⑦把水分加熱，使其化為霧狀，再送回肺
↓④肺把霧狀的水再次散布到全身（循環）
⑧把水分集中到位於下半身的膀胱
⑨把收集到的水分直接排出（尿）

無論是哪個階段，要代謝水分都需要熱能。如果水不是溫熱的，就無法化為人體可以利用的型態。

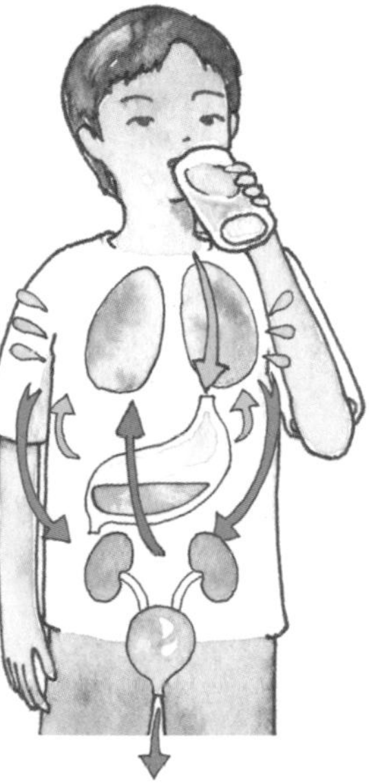

至於什麼時候應該要喝水，則可以參考以下幾點。

★養成定時上廁所的習慣▼**早上起床後喝水**
★避免吃太飽▼**飯前喝水**
★美容與健康的祕訣▼**口渴之前就要喝水**
★補充不足的水分▼**運動後喝水**
★人體清道夫▼**洗澡前後喝水**
★利用晚上的時間養顏美容▼**睡前喝水**

這裡所說的水，當然是指常溫以上的水，而且不能牛飲，而是要慢慢地品嘗地喝，才能讓水分更容易滲透到體內。請大家務必要親自嘗試、體驗。

在香港，藥、餐點、茶的做法都一樣

在香港，無論是生病時服用的藥，還是每天一定要喝的湯、零嘴或茶，其作用和基本概念都是共通的，同時滿足了溫、潤、滋補的條件。而這些飲食方式的核心，就是曬乾的保存食品。

◉香港人所說的藥是中藥

話說回來，中藥本來就是把自然界存在的動植物曬乾，或是把礦物磨成粉製作而成的。

未經處理的動植物會腐敗而無法保存，所以要把它們曬乾。這樣做不但可以把有效成分加以濃縮，還利於保存，要用時可以只取需要的分量。

◉中藥就是把曬乾的藥材煎回原狀

配合個人的體質和疾病種類，把曬乾的藥材做成單一種類（單方）或多個種類（複方）的藥方，並煎來服用。所謂的煎就是加水下去煮，把煮出來的湯汁拿來喝。用做菜來比喻的話，就像是取高湯來喝，營養成分都濃縮在高湯裡。

是的，香港人每天喝的湯，可說是具有中藥效用的藥膳湯。

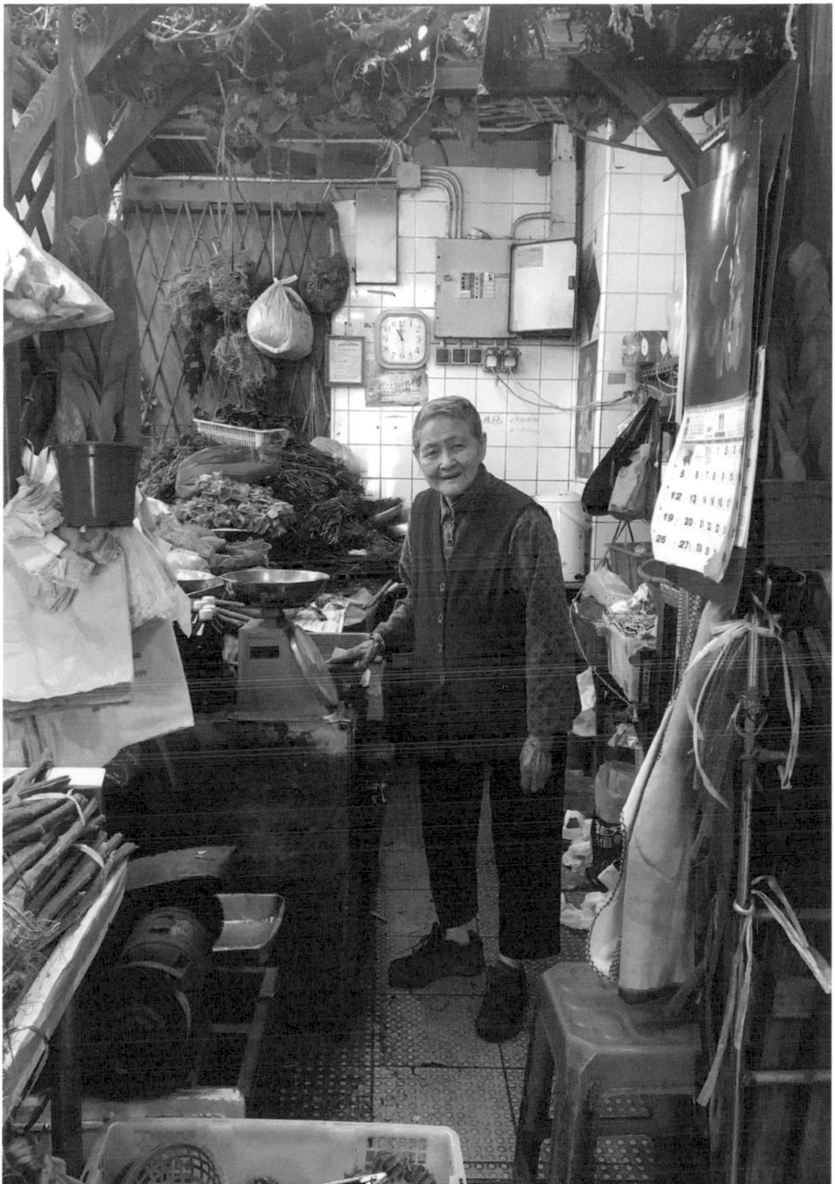

香港新界地區的市場二樓深處，有一家只販售山中野生藥草的店。老婆婆微笑著說：「我就快要九十歲了。」她一邊看店，一邊用那些藥草煎中藥茶。攝影／楊高木祐子

◉只要活用乾貨，所有食物都能變成中醫藥膳

中藥百科全書《本草綱目》記載了存在於自然界中的動植物和礦物，以及各種食物的效用。

這時，**藥膳湯**登場了。

把乾燥的魚翅和干貝等乾貨加上新鮮的肉和蔬菜下去煮，不僅喝湯也吃料。

糖水也是如此！

把薏苡仁和枸杞等藥材加上新鮮水果煮湯來喝，同時也吃料。

中國茶也是如此！

用來煮茶的材料有乾的茶葉、花、穀物和果實，用熱水把它們煮回原樣，再取其湯汁來喝。

當然了，以上這些最好都要在剛做好，還熱騰騰的情況下食用。首先身體會暖和起來，連帶讓全身變得柔軟，進而提升身體和內臟的活動力，無論要消化、吸收食物，或是要把老廢物質排出，都會更加順利。

而且，由於可以從茶中喝到很多水分，所以身體更容易吸收其中的營養（有效成分）。除此之外，當身體暖起來，代謝就會變好，可以正常運作。熬煮材料時散發出來的氣味（和芳香療法一樣，氣味也有療效），以及材料本身的味道（這也有療效），都會一起滲透到體內。

無論是中藥、湯、糖水還是茶，全都是把乾燥過的材料煮回原狀並取湯汁來喝，滿足溫潤滋補的基本原則。

吃和喝這些單純的行為，變成了為了保持健康所必須去做的事。

◉乾貨容易保存又不占空間，是香港人的最愛

新鮮食物容易腐壞，但若加以曬乾或乾燥，就可以長期保存。還有，把新鮮食物曬乾還能縮小它的體積，讓所占的空間變小。

香港人把營養濃縮、可長期保存且不占空間的保存食品變成飲食的核心，簡單又方便地實現了**溫潤滋補**的目標。

一舉數得的香港人，真是不可小覷！

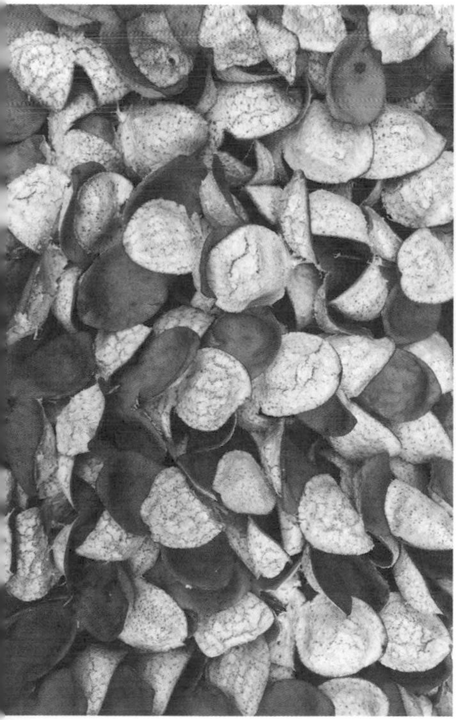

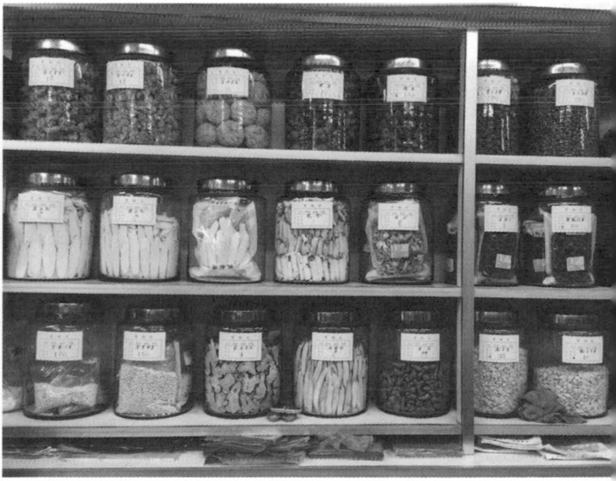

←陳皮就是橘子皮，可以自己製作，要訣是採用不含農藥的橘子，在吃果肉之前把皮洗乾淨，然後切成適當的大小並加以曬乾，直到體積變成原本的20%。做好之後，把橘子皮和乾燥劑一起放入瓶中，保存在陰涼處（參考28頁）。

以港式作風徹底品嘗水果

並不是只有港式的苦口煎藥才能治病和促進健康，天然食材也有各自的功效。

就連好吃的水果，也能對身體做出大貢獻。其實，當水果變成水果乾，其威力將會倍增。這就是水果藥方。

香港人非常喜歡吃容易食用、便於消化又好吃的水果。

新鮮水果就不用說了，連水果乾也很愛吃。前者多半是直接切來吃或剝來吃，而水果乾當然也可以直接吃。

水果乾除了可直接吃之外，還可以採用和煎藥、煮湯和泡茶同樣的做法，也就是加水一起煮，喝熱騰騰的湯汁，和吃煮回原狀的果肉。

這就好像把乾香菇用水煮回原狀，喝它的高湯，也吃香菇本身。水果乾的湯汁有微微的水果香味，總之就是好喝又容易入口，而這就是果乾水。

煮回原狀的果肉富含水分，會恢復原本的大小，吃起來的口感又和新鮮水果不太一樣。不僅適合在肚子餓時拿來當作吃了不會有罪惡感的零食，對於咬不動水果乾的長輩來說也更容易咀嚼。

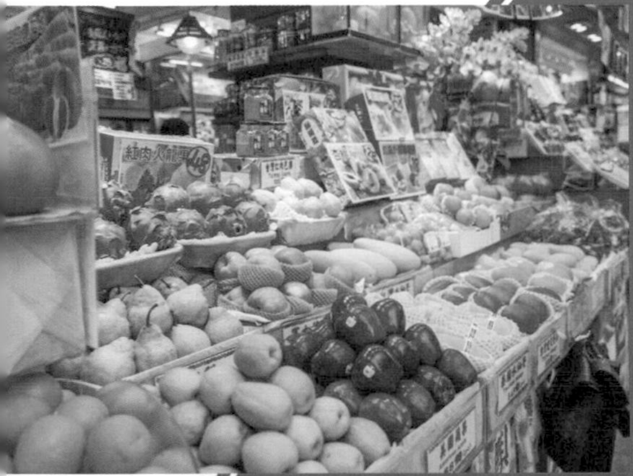

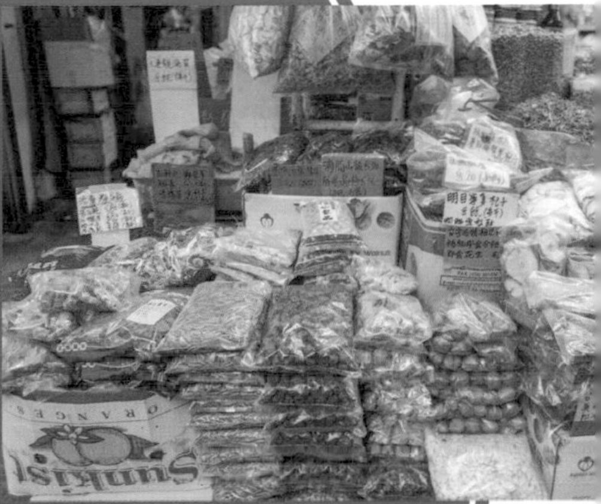

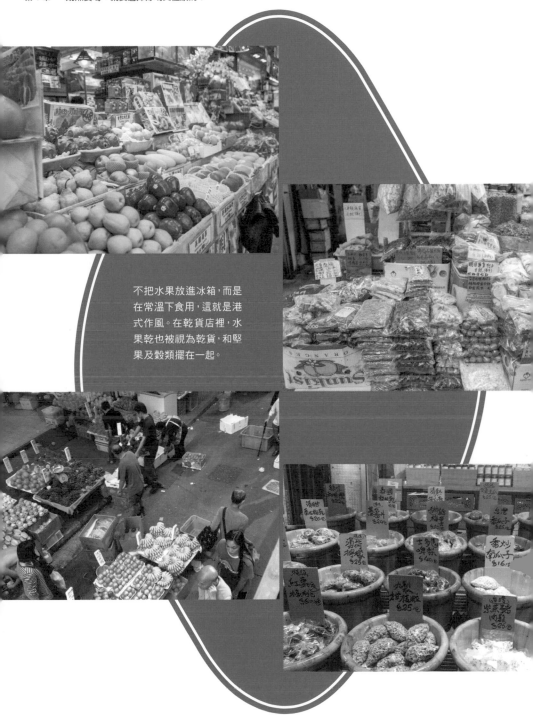

不把水果放進冰箱，而是在常溫下食用，這就是港式作風。在乾貨店裡，水果乾也被視為乾貨，和堅果及穀類擺在一起。

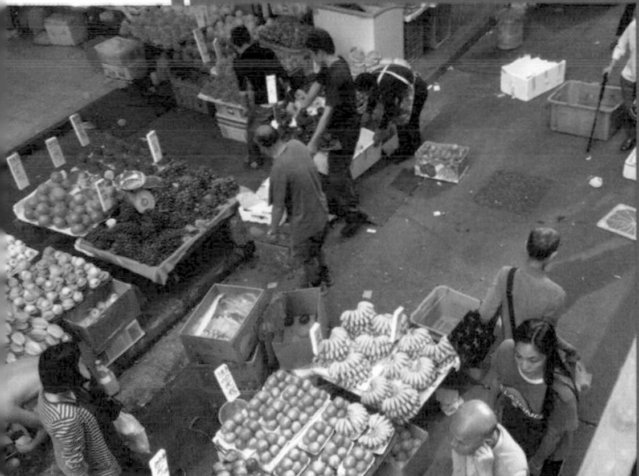

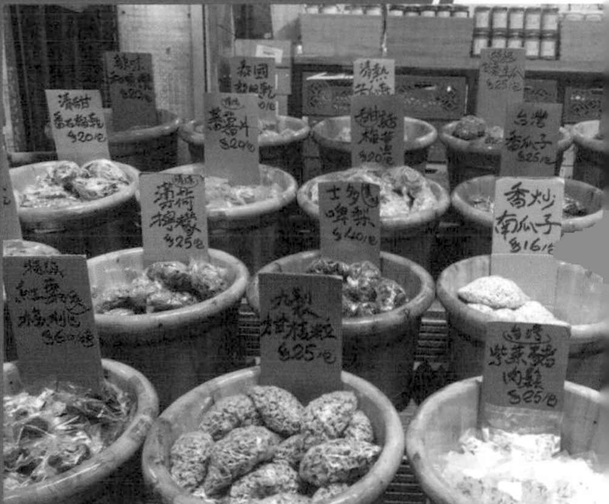

用水果來補充營養、補給水分與暖和身體這三件事可以一次達成。更棒的是，整顆水果都可以毫不浪費地吃掉，不會製造廚餘，花錢買到的所有東西都能對身體派上用場。

對喜歡一舉數得的香港人來說，水果藥方是絕不能錯過的重點。

◉新鮮水果的好處※

水果是維他命、礦物質、食物纖維和醣類的攝取來源。

●水果中所含的維他命主要功效

維他命C：主要功效為養顏美容（預防斑點與皺紋）、預防癌症、對抗壓力。

維他命A：主要功效為護眼。

●水果中所含的礦物質主要功效

鉀：主要為預防高血壓，可以排出鈉（鹽分）。

●水果中所含的食物纖維主要功效

預防便祕與生活習慣病症、排出體內致癌物質。

●水果中所含的醣類主要功效

葡萄糖、果糖：恢復疲勞、活化大腦。

◉水果乾的好處

以上新鮮水果的好處水果乾都有，而且還可以再加上下列幾點：

1. 溫暖身體（有助改善體寒）

水果乾和新鮮水果相反，具有促進血液循環、溫暖身體的效果。換句話說，水果乾比新鮮水果更適合寒性體質的人（見36頁起）。

2. 整顆都可以吃（一物全體）

平時我們會把果皮剝下來丟棄，但水果乾是一種把整顆水果加以乾燥的食品，所以可以連皮一起吃。

果皮的營養價值很高，尤其食物纖維更是豐富。

水果乾的食物纖維可分為水溶性和非水溶性兩種，儘管功效不同，但兩種纖維的含量都很均衡。

3. 有助於健康長壽（抗老化、預防生活習慣病）

五顏六色的水果乾色素含有多酚等各種抗氧化物質，可以抑制體內的活性氧，所以能夠減緩老化，預防動脈硬化等生活習慣病。

就如同果皮含有食物纖維一樣，水果的抗氧化物質也包含在果皮中。

4. 易於保存，營養價值高

把難以保鮮的食材加以乾燥，可以讓食材更容易保存。此外，由於營養成分濃縮了，因此營養價值會變高，這是水果乾的一大特色。

水果乾本來就是為了保存而誕生的，所以可以攜帶到任何地方，隨時隨地都可以吃。基於以上各種優點，水果乾用來作為中藥材能夠發揮更大的威力。

※ 根據「一日水果攝取目標量200克」
http://www.maff.go.jp/kyusyu/seiryuu/yasaikudamono/pdf/200gundo_1.pdf
參見2.水果是維他命、礦物質、食物纖維和醣類的攝取來源。（資料來源：農林水產省官方網站）

把中藥裡的「上品」藥材納入飲食生活

明朝時期編撰的中藥百科全書《本草綱目》，完整介紹了自然界中各種動植物的功效。除此之外，這本中藥聖經還記載了中藥的等級。

就如同古代中國把醫師分為不同的等級一樣，人們也把中藥材按照不同的用途、功效、攝取量和攝取期間分為多個等級，亦即上品、中品和下品。

「食醫」藉由管理飲食來維持健康，並預防未來可能罹患的疾病，等級高於只會治病的醫生。同樣地，透過長期食用來維持健康的食材，屬於最高等級的上品。

生病會讓人感到疲倦又不自由，所以人們不惜努力治病。很多人都認為，我現在明明就很健康，要費工夫去預防疾病太麻煩了。但是，只要像香港人一樣，從溫潤滋補的角度來看待每天的飲食，自然就會開始在食材上花心思，從中得到好處。

上品、中品和下品藥，在用途、功效、攝取量和攝取期間上，有著這樣的差異：

上品藥：用以養命，也就是用來維持健康。沒有毒性，不會對身體帶來不好的影響，所以可以長期服用。持續服用能夠讓身體的代謝更為順暢，使身體變得輕快，滋補元氣。此外還可延緩老化，促進健康長壽。

中品藥：用以養生。功效平穩，可促進新陳代

推薦的上品藥

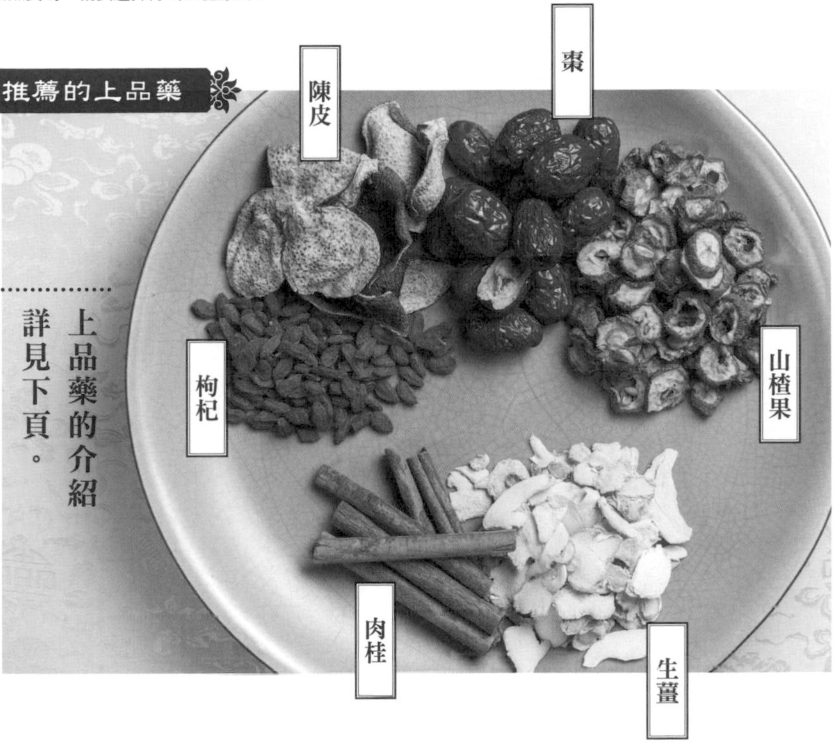

上品藥的介紹詳見下頁。

謝。在身體虛弱或可能生病的情況下使用，如果服用期間長短適中，可以每天少量攝取。

下品藥：用以養病。效果顯著，但毒性（副作用）也大，攝取期間和攝取量都必須非常注意。就像西藥一樣。

中醫的觀念認為，比起那些藥性很強、用來治療疾病的藥材，可以每天服用並強壯身體的藥材才是最好的藥材和食物。所以，選擇上品藥材是最重要的。

上品藥材超過一百種，我將從中嚴格挑選幾種來介紹給大家。這些藥材不只有熬煮出來的湯汁可以喝，藥材本身也可以吃。把它們加在本書介紹的果乾水裡，不僅可以加強功效，還可以讓味道變得更有深度，就連外觀也很可愛。

1 可以吃的護眼藥 枸杞

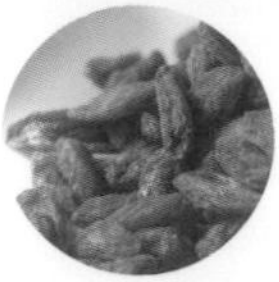

枸杞在中藥材裡是個可以提高肝腎功能的不老長壽妙藥，從以前就備受重視。提高肝臟功能是指有助於安定精神、增強肌肉和消除眼睛疲勞。在提高腎臟功能這方面，則是可以改善骨骼、牙齒、耳朵、尿道、生殖器官和肛門的功能，有益大腦健康並促進頭髮和指甲的生長。在營養學上，枸杞富含維他命和礦物質等營養素，除了可以降低血糖和血壓之外，還能讓皮膚更加光滑。新鮮枸杞酸酸甜甜，曬乾後吃起來像是葡萄乾。枸杞曬乾後仍然保持鮮紅，用來裝飾菜餚很可愛，但幾乎沒有味道。換句話說，即使加了枸杞也不會改變菜餚的味道，所以是烹飪和製作甜點時的寶物。據說中國寧夏回族自治區所產的枸杞最好。

2 一天吃三顆，人就不老 棗

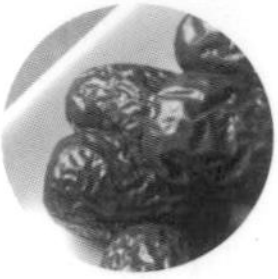

有句諺語說：「一日吃三棗，一輩子不顯老。」它具有補血和整脾健胃的功效，能夠滋養強壯身體，對於追求健康長壽來說是不可或缺的。可用來安定精神、預防失眠、改善貧血和過敏、緩和女性特有的不適、改善便祕、消除水腫、維持體型與養顏美容。因此，它從三千多年前就有人栽種，在香港更是經常被用在各種料理中。曬乾後的棗補血、補氣，甜度適中又有飽足感，因此被拿來當作改善貧血和養顏美容的零食，很多香港人都有每天吃三顆棗的習慣。此外，把棗加到湯和甜點中可增添一股微甘，讓味道更有深度。據說，中國新疆維吾爾自治區的棗大顆又好吃，功效也很強大。

4 迅速暖身，消除體寒 乾薑

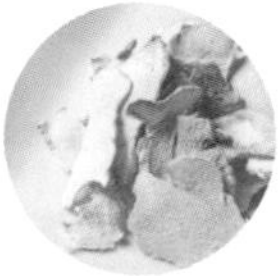

《本草綱目》記載：「薑，辛而不勞，可蔬，可和，可果，可藥。」意思是生薑帶有辣味，對身體無害，可用做蔬菜、調和食材功效、糖水和藥材。

薑的營養價值很低，但薑酮和薑烯酚這兩種辣味成分具有強大的暖身效果。生薑能夠一口氣提高體溫，促進排汗來讓身體退燒，所以對於天冷所引起的感冒發燒或關節疼痛能夠發揮功效。此外，曬乾過的生薑（也就是乾薑）可以促進血液循環，讓身體由內而外暖起來，推薦給腸胃不好或苦於慢性體寒的人。中式料理使用生薑的目的除了爆香之外，還可以避免使用的油氧化，預防食物中毒和去除腥味。

5 可提振精神，可自行製作 陳皮

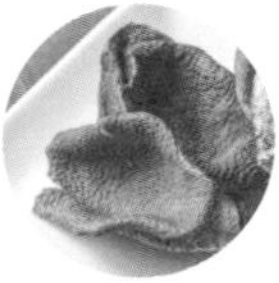

陳皮是把溫州蜜柑的皮曬乾，放置一年以上製作而成。陳皮的陳是老舊的意思，放置越久的陳皮效果越好，受到人們重視。順便一提，在日本，陳皮通常會用來製作屠蘇酒和七味粉。把陳皮煎來喝可以健胃整腸，促進氣血循環和水分代謝，止咳化痰，讓皮膚保有彈性和水分。可促進血液循環，讓身體暖起來，改善膚色、緩和痠痛、消除偏頭痛。用於烹飪可刺激胃部，增進食慾。用作入浴劑可以暖身並促進排汗。此外，柑橘的香味成分可以提振精神，讓脂肪更容易燃燒，安定精神並抑制身體發炎（參考第21頁）。

7 改善頭臉部的熱潮紅

薄荷

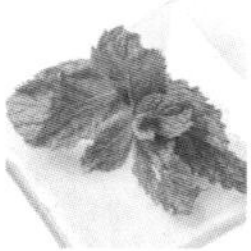

薄荷具有怡人的香味，是日本人最熟悉的藥草之一，不僅可以改善氣血循環，還具有解毒和解熱作用，適合用於風熱型感冒所引發的頭痛、喉嚨腫痛，或是熱氣悶在體內的情況。特別的是，薄荷能讓上半身的熱冷卻，因此對頭臉部的熱潮紅或眼睛充血很有效。可以抑制暴飲暴食、胃脹或胃酸逆流引起的嘔吐和下痢等症狀，具有讓消化器官常保健康的作用。薄荷的香氣可以提神，心神煩躁時也可使用。另外，還可用來預防口臭、鎮痛、安眠和改善體寒。

8 強化肌膚能量

薏苡仁

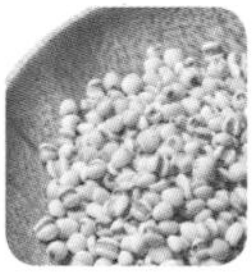

薏仁是人們熟知的五穀雜糧，把薏仁種子去皮就成了薏苡仁。薏苡仁能夠從身體內側發揮功效，促進皮膚的水分代謝，排出多餘老廢物質，有助於水分和營養循環並提供給皮膚，使衰老的皮膚新陳代謝恢復正常。此外，薏苡仁還具有抑制發炎的功效，可以由內而外改善皮膚長疣和膚質粗糙的情況，在以前也是人們很熟悉的美白祕方。具有促進水分和血液代謝的效果，利尿並有助於消除水腫。它不只具有解毒作用，還可調整腸胃，消除便祕和下痢等症狀。

3 改善成年人的身體不適

山楂果

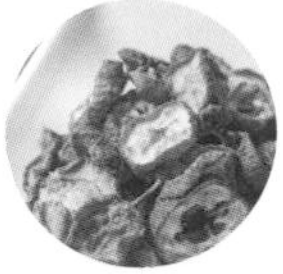

生的山楂果長得像海棠果，吃起來酸酸甜甜的。在它的主要產地中國北部，人們會把糖漿塗在山楂果表面來吃，類似日本的蘋果糖。此外，把山楂果搗碎，與砂糖和寒天混合成形後切片，就成了利於保存的零嘴，是一種已經在中華圈扎根的健康食品。在中藥材裡，山楂果是一種可以改善消化不良、食慾不振，並減輕胃部負擔的健胃藥。由於它恢復疲勞的功效卓著，被古時候建造萬里長城的工人當作方便好用的營養飲料。另外，它還具有抗菌作用，可作為解決食物中毒的對策。在歐洲，它除了用來治療高血壓、高血脂症和動脈硬化之外，還可發揮安定精神和放鬆的作用，吃了可以預防心臟疾病。到了最近，有研究結果指出，山楂果對認知症、阿茲海默症、掉髮和禿頭也有益處。

6 暖腹

桂皮

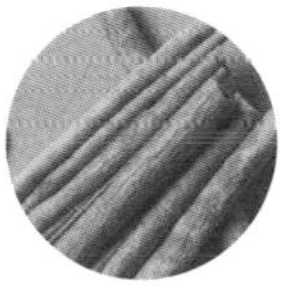

桂皮也就是一般人所知的肉桂。從古埃及以來，桂皮就被人們當作香料。它能讓停滯的東西動起來，具有發散作用。在中國，人們自古以來都稱它為百藥之王。藥效多而廣，可以恢復免疫力、調整腸胃機能、改善血液循環，緩和體寒所造成的腹痛、關節痛和生理痛。此外，讓腹部暖起來，提高腸胃消化功能，促進排汗並預防水腫也是它的強項。桂皮也可用於解熱和預防感冒，或是做為強精壯陽藥。在最近的研究中，桂皮可以強化微血管，有效預防禿頭、皮膚斑點皺紋和鬆弛，改善高血壓和血栓等生活習慣病。

楊家的常備飲料「龍眼水」

龍眼真的很不可思議。

無論是吃新鮮果實、曬乾吃、煮湯汁來喝或吃煮回原狀的龍眼，味道都不一樣。

龍眼的採收期為初夏，在荔枝產季結束時，龍眼的果實就會飽滿熟成。新鮮荔枝又酸又甜，我很愛吃，但龍眼果實只有甜膩的味道，所以我不喜歡。當龍眼變成水果乾，甜度又更加濃厚，更不喜歡。

我的丈夫是個美食通，我一向相信他的舌頭，但他卻很肯定地說龍眼最好吃了。我心想，畢竟彼此生在不同的國家，愛吃的口味果然不一樣。

有一天，丈夫拿了一些熱茶要我喝喝看，那茶是亮褐色的，散發著光澤，聞起來也很香。不過它並不是用茶葉沖泡的，裡面加了像是水果乾的東西。我有些抗拒地喝了一口，發現那淡淡的甜味真的好喝，馬上對丈夫說了聲抱歉。茶裡的水果乾吃起來又Q又脆，口感很棒。

我問這是什麼茶，他回答是桂圓茶。

桂圓茶是用龍眼乾煮出來的，桂圓則是龍眼乾的別名。

要是我不知道龍眼變成龍眼水會這麼好喝，人生肯定損失大了。從那天起，龍眼乾就成了楊家的常備食品。

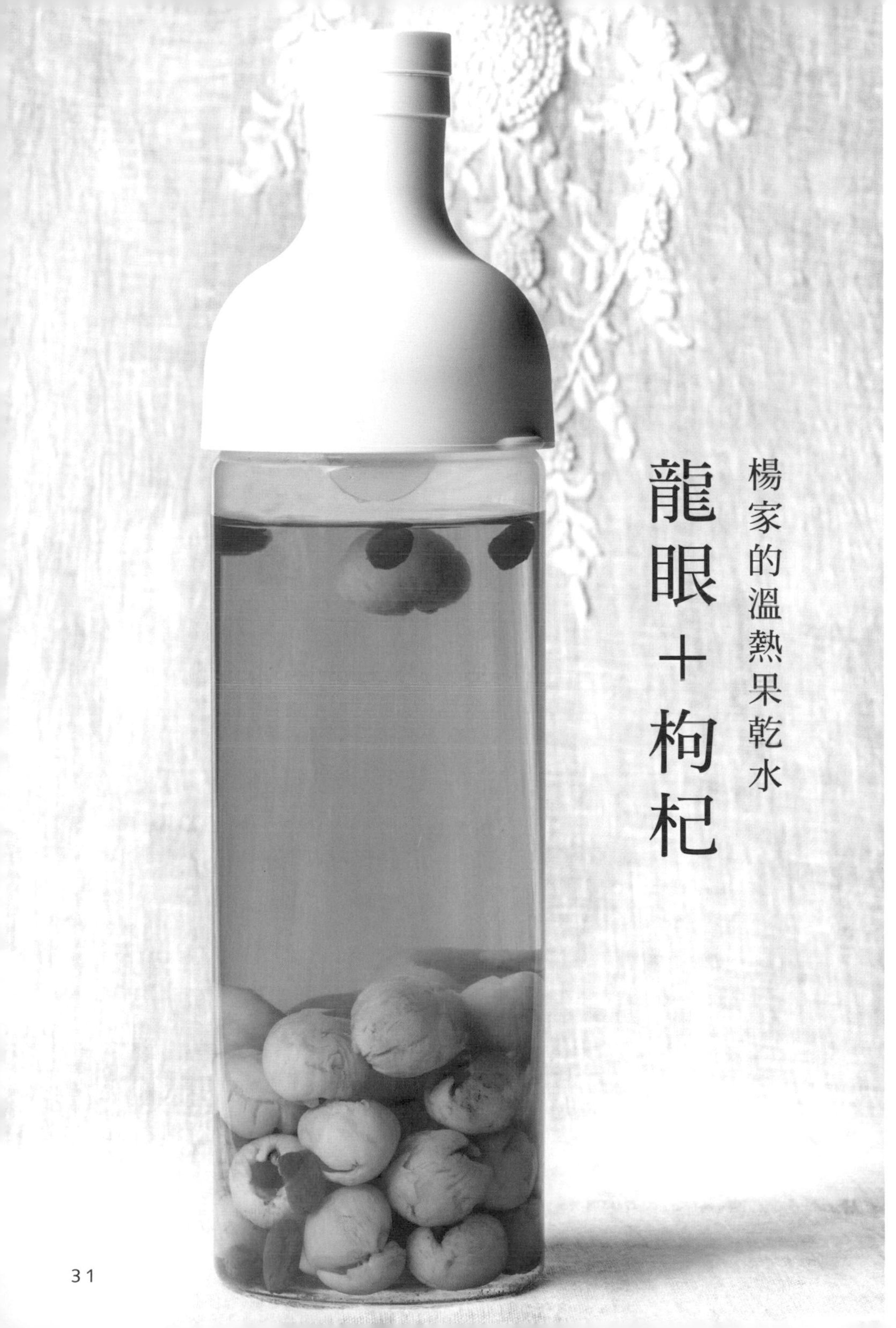

龍眼＋枸杞

楊家的溫熱果乾水

溫熱果乾水的基本做法

水果乾最好要挑選無添加、無糖、未經漂白和油炸的產品，而且要先用水清洗過再製作。

【熬煮製作法】

若要製作五百毫升的果乾水，就在非不鏽鋼材質的鍋子或壺中放進適量（十到十五克）的水果乾，再加七百毫升的水下去煮。水滾之後，轉小火繼續煮個二十分鐘。

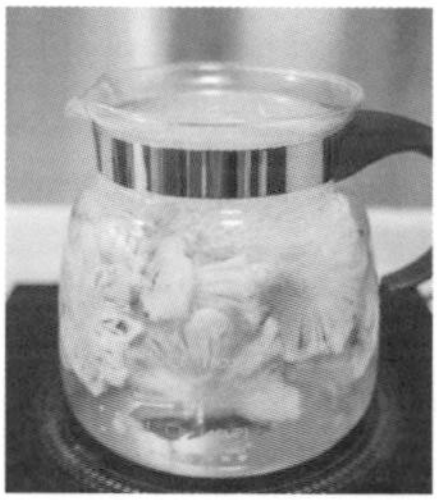

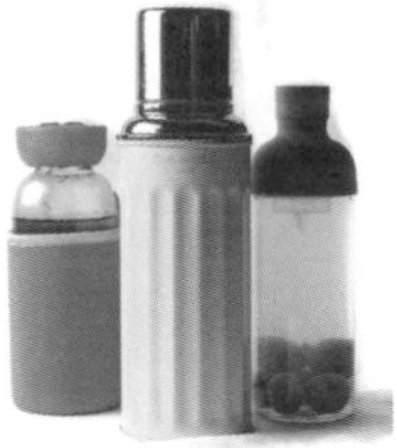

中間是香港品牌「駱駝牌」的基本款保溫杯，若要隨身攜帶或用於保存，最好盡量選用左邊或右邊這種玻璃材質的。假如把果乾水稍微放冷，用塑膠材質的保溫杯來裝也OK（參見34頁）。

【用保溫杯製作】

在非不鏽鋼材質的保溫杯中放入適量的水果乾，注入熱水並蓋上蓋子，放置三個小時以上就完成了。水果乾大約放十克，熱水則是五百毫升。

◉整顆的水果乾要先劃上刀痕

有帶皮的材料要是不先劃上刀痕的話，裡面的果肉就不會恢復原狀。只要在葡萄乾上面劃上一刀，它在煮過之後就會整個變回原本的大小。有些地方有賣已經切半的棗。

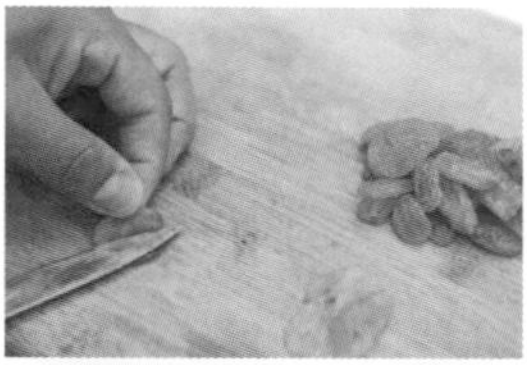

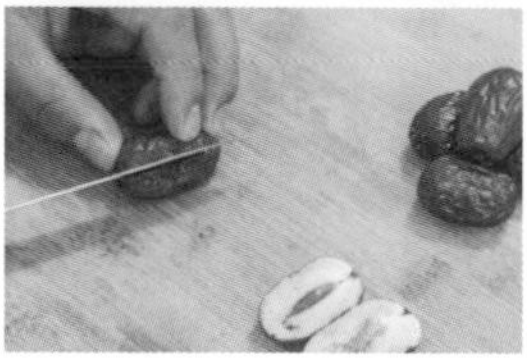

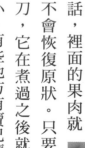

◉溫熱果乾水的保存方法

【以熬煮方式製作時】

若以常溫保存的話，要在當天之內喝完。先放冷再冰進冷藏室可以保存兩到三天，以冷凍保存時約可保存一週。

【以保溫杯製作時】

請裝在保溫杯中，在果乾水變回常溫之前喝完。

【水果乾的保存方法】

先放進密閉容器，然後保存在乾燥的陰涼處或冰箱裡。水果乾的體積很小，即使放進冰箱也不占空間。

◉金屬、中藥和水果

有些植物會和鍋子或壺的金屬產生化學反應，所以中醫學在煎中藥時會使用土鍋，並且用玻璃材質的保溫杯來製作果乾水。

◉煮回原狀的水果乾會增重為三倍

從照片中可以看出，煮回原狀的果肉大約是水果乾的三倍重。也就是說，水果乾實際吃起來的分量其實是它外觀的三倍。此外，煮回原狀的水果乾富含水分又柔軟，不但更好消化，還能攝取到水分，很適合給長輩吃。

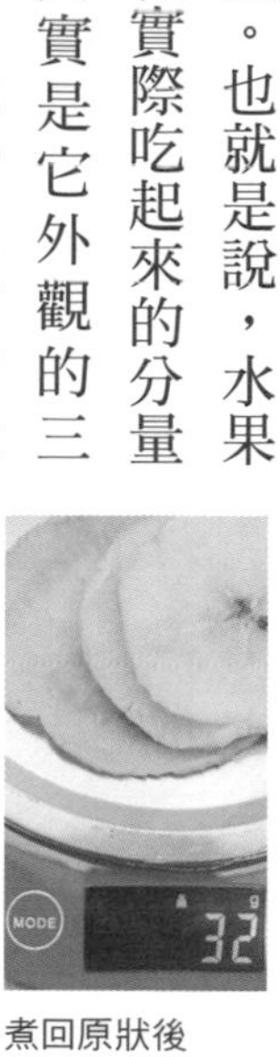

煮回原狀後

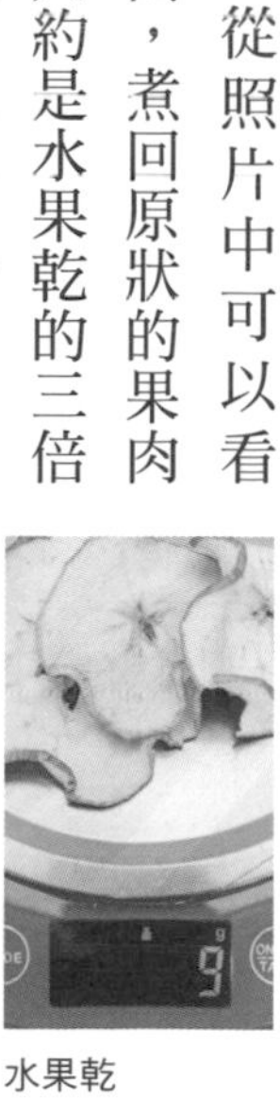

水果乾

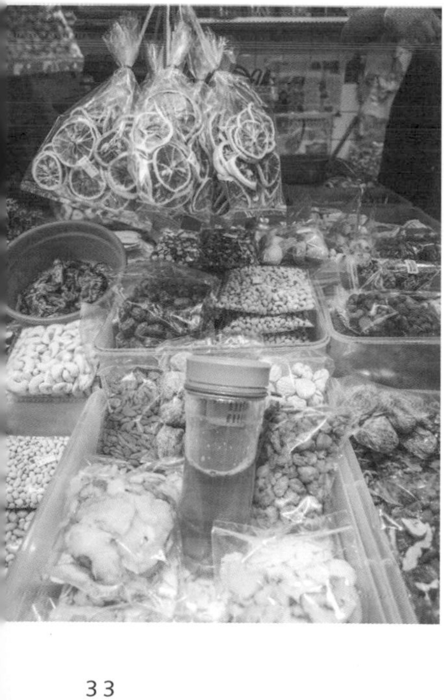

【駱駝牌保溫杯】

香港雖然有各式各樣的超市，但傳統市場不僅沒有消失，還因為政府協助將傳統市場整建到大樓中而更加熱鬧。即使有了新事物，還是要讓古早的文化繼續保存下去，這就是香港人的態度。而這種態度，也活在一九三〇年創業的駱駝牌保溫杯中。

若要輕鬆製作果乾水，使用保溫杯會比用熬煮的更方便。裝入保溫杯的熱水可以保溫半天以上，而且不需用到電力和瓦斯，是非常環保的產品。但或許是因為保溫杯很重，內部的玻璃又不耐摔，幾乎沒看過日本人在用。不過，香港還留有保溫杯文化，再加上最近香港製造的保溫杯造型變得時尚，在年輕族群間也大受歡迎。

保溫杯和有蓋隨行杯的差別在於內部是玻璃、不鏽鋼或塑膠材質。保溫杯的保溫功能比較好，不鏽鋼或塑膠材質的產品不但重量輕巧，也不怕摔。香港人之所以一直使用保溫杯，就是因為他們從以前到現在都想喝到溫熱的中藥和湯。

但其實，如果用不鏽鋼來裝富含鹽分的湯、牛奶、乳製品、果汁或碳酸飲料，不但飲品的味道會跑掉，其成分還可能會變質，或是對不鏽鋼造成腐蝕。若用塑膠保溫杯裝，比較敏銳的人還是喝得出味道變了。相較之下，玻璃材質的保溫杯不但不會沾染到味道，飲品的味道也不會跑掉。只要小心拿好就不會摔破，可以享用到好喝又溫熱的飲品，所以保溫杯真是太棒了。而且還有香港製造的保溫杯！

駱駝牌是家家戶戶都會有一個的保溫杯，通常由婆婆媽媽們負責掌管，在過去還被當作嫁妝。現任的第三代社長下定決心把保溫杯革新，在媒體報導它的可愛外型後，街上的新款駱駝牌就銷售一空。這件事又成為熱門話題，再度掀起風潮。駱駝牌還和大型連鎖咖啡廳聯名，成為人們期待新品推出的人氣品牌。

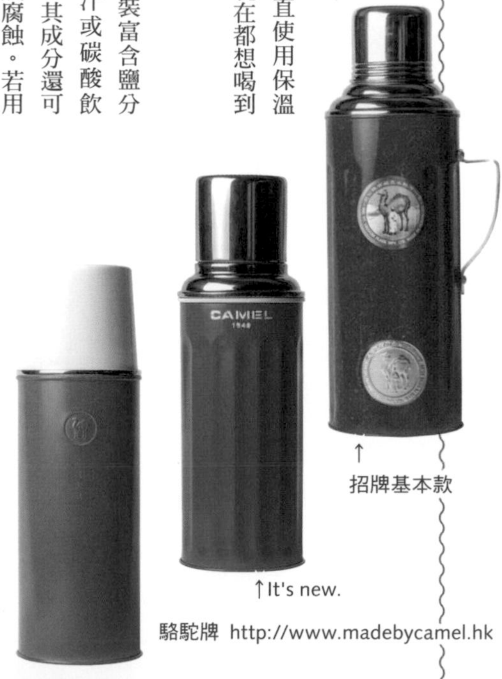

↑招牌基本款

↑It's new.

駱駝牌 http://www.madebycamel.hk

chapter

2

美味與功效，
由此開始

15款
基本果乾水
單品

不僅每天都能喝到美味，還具備許多功效。
先別把這些單品混合，
而是先品嘗它們各自的味道。

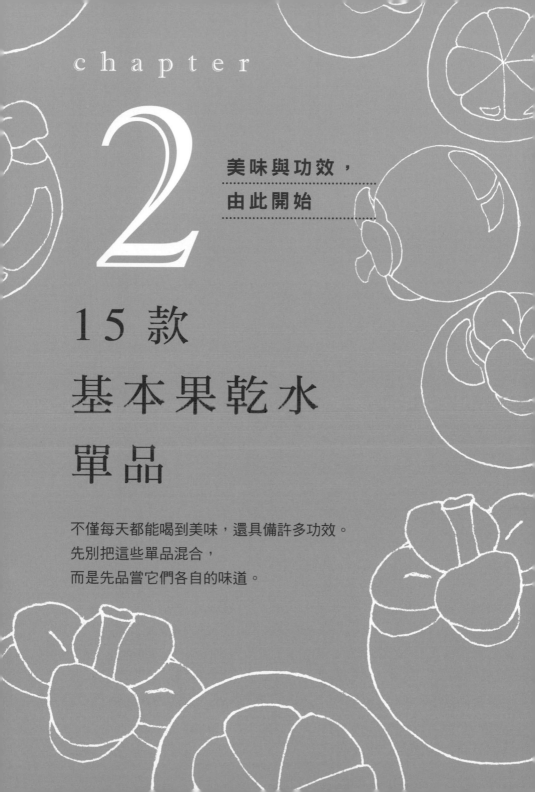

◉竟然放進冰箱冷藏，真是豈有此理！

有人認為新鮮水果會導致體寒，這個觀念對，但也不對。

中醫學認為新鮮水果分為寒性和熱性兩種，但這是以在常溫下食用為前提。

在日本，幾乎所有水果都是先放進冰箱冷藏再吃，對吧？這時，無論是哪種新鮮水果都會變成寒性食物。香港的水果攤通常都把水果擺在外面賣，不過從日本進口的水果偶爾會放在冰箱裡就是了。

◉水果乾煮回原狀後重量會大增！

新鮮水果有寒性也有熱性的，但當它們被做成水果乾時，所有水果都會變成熱性。雖然保存時有冰過，但我們平時吃的水果乾都是常溫。

此外，看食品成分表會發現，水果乾的熱量顯然比新鮮水果高，但這是拿相同重量來比較的結果。以無花果為例，一個中等大小的新鮮無花果約為一百克，但無花果乾卻要兩、三個才有一百克。把水果乾煮回原狀後，重量平均會變成三倍（參見33頁）。

水果乾體積較小，保存起來不太占空間，但吃的時候一下子就沒了。但是，如果把水果乾煮回原狀的話，它們就會逼近原本的大小，不但會有吃到整顆水果的感覺，還能喝到具有中藥效果的果乾水。而且，由於是在常溫下食用，所以可以溫暖身體。

第二章開始是實踐篇。這一次，我選了十五種水果乾。

在本書中，我挑選這十五種水果乾的前提有四個，分別是：一、市面上都能買到。

二、無論從中醫或營養學的角度來看，都對健康長壽有所助益。三、熬煮出來的飲料好喝到會讓人不知不覺中養成去喝的習慣。四、無論熱熱喝或在常溫下喝，都能喝到水果的天然美味。

實際製作果乾水時，要挑選什麼樣的水果乾也很重要。

●如何挑選用來製作果乾水的水果乾

購買時，要選擇成分只有原始材料的產品。例如，選購木瓜水果乾時，就買成分只有木瓜的，盡量避開砂糖、水飴、人工甜味劑、防腐劑與一些看不太懂的化學成分。含油的產品絕對不能買，不僅讓人擔心油有沒有氧化，即使煮了也煮不出多少湯汁，而且香氣和味道也會變得很油膩。

〈中醫學上寒性與熱性的水果〉

新鮮水果的性質如下所示，但只要把它們做成水果乾，所有水果都會變成熱性。

熱性

◆在南方（暖熱地區）採收的水果。
◆冬季盛產的水果。
◆黑色、紅色、橘色等暖色系的水果。

寒性

◆在北方（寒冷地區）採收的水果。
◆夏季盛產的水果。
◆綠色、白色、藍色等寒色系的水果。

●以熬煮方式製作時，目標是把七百毫升煮成五百毫升。

基本
果乾水
1

鳳梨

DRY FRUITS

主要產地為亞洲和美國。
若考慮到熬煮之後要加糖，泰國產尤佳。
如果要無糖的，完全乾燥的中國產最好。

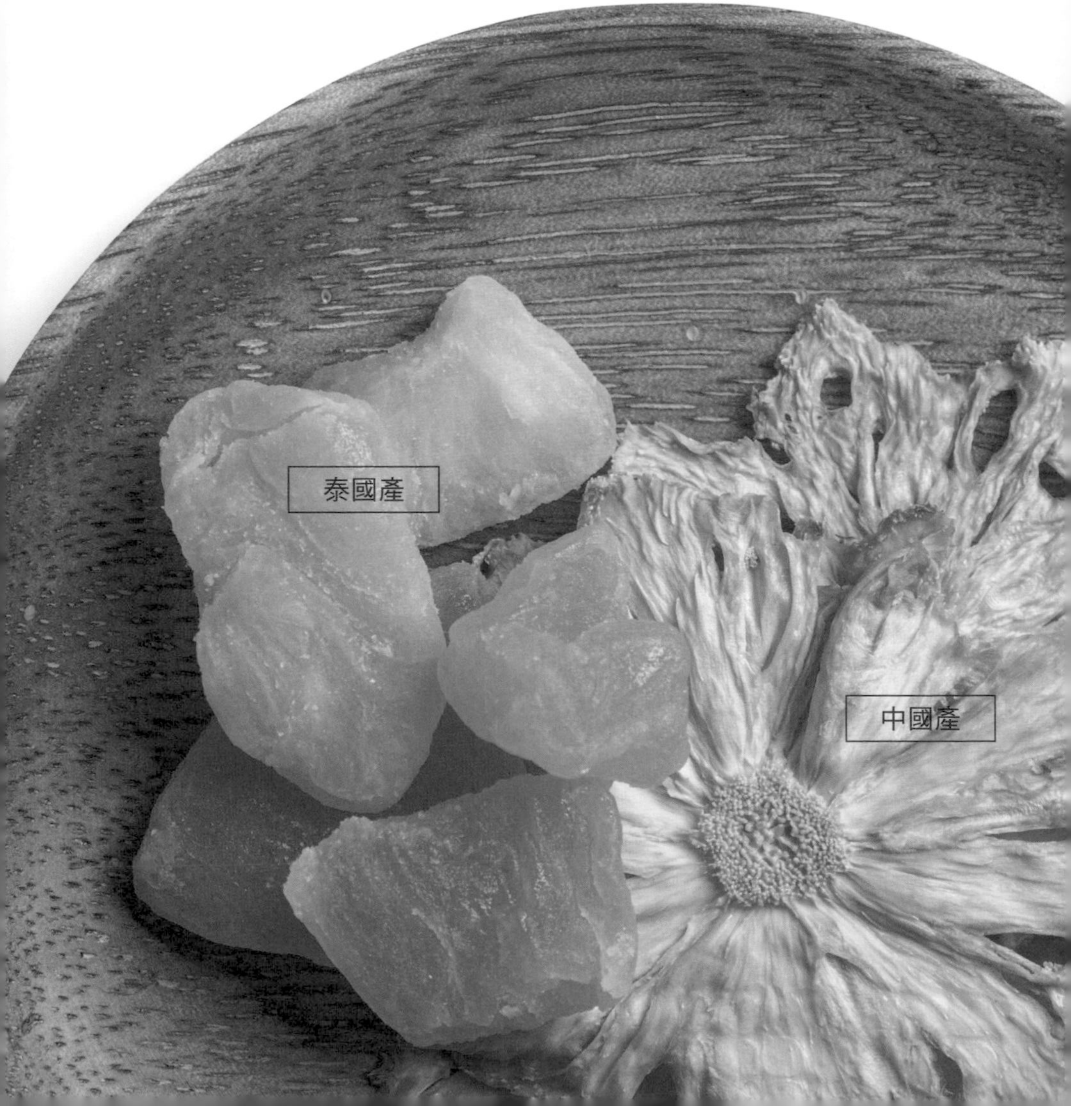

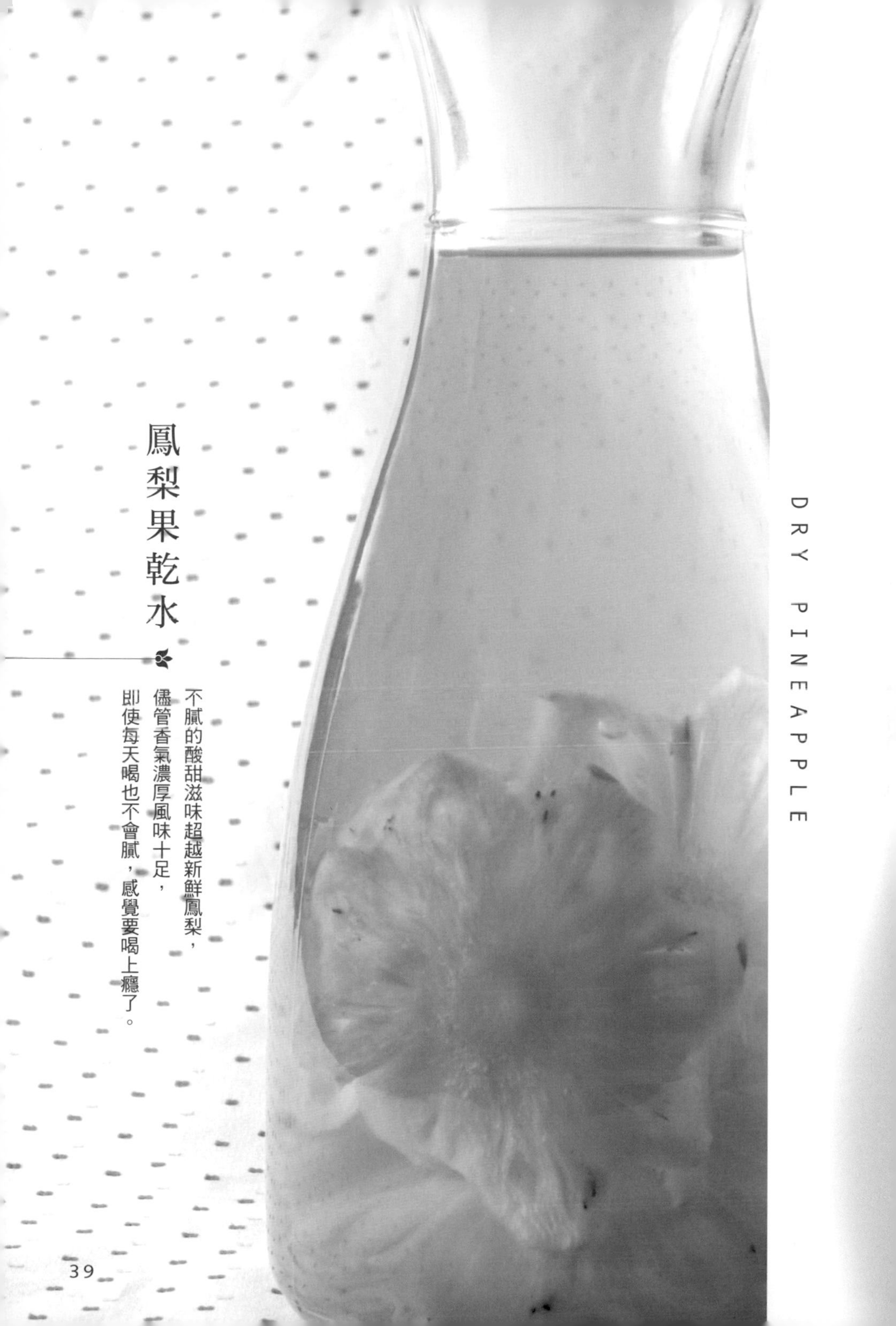

鳳梨果乾水

DRY PINEAPPLE

不膩的酸甜滋味超越新鮮鳳梨，
儘管香氣濃厚風味十足，
即使每天喝也不會膩，感覺要喝上癮了。

鳳梨果乾

鳳梨

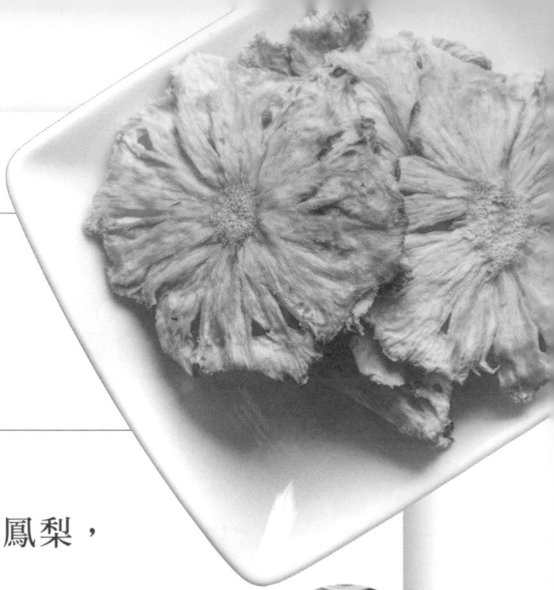

燃燒脂肪的威力很強大，
吃太多油膩食物時就該吃鳳梨，
苦於宿醉時吃也有效用。

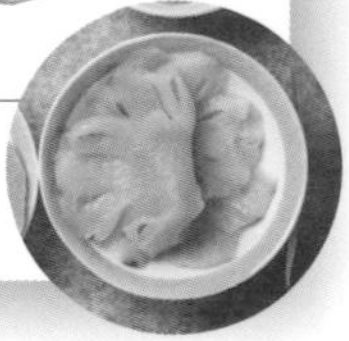

DRY PINEAPPLE

做法

把三片鳳梨果乾（約十到十五克）放進鍋裡，注入七百毫升的水下去煮。水滾後轉小火，煮個十到十五分鐘。

※使用保溫杯製作時，水量為五百毫升。

【功效】

中醫學功效

酸甜的鳳梨生津止渴，具有促進消化、止瀉和利尿的作用，還可緩和頭暈，減輕倦怠感。對於高血壓和宿醉也有效果。

營養學功效

富含幫助分解醣類、促進代謝的維他命B1和B6、構成骨骼與牙齒所需的鎂、燃脂效果極佳的※鳳梨酵素，以及有助恢復疲勞、維持健康與美白的檸檬酸。

※分解蛋白質的酵素。

解決口乾的困擾

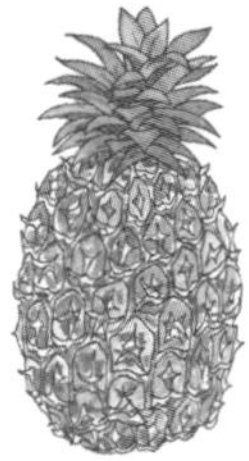

唾液，也就是口水，人們對它的觀感是不衛生。但你可知道，其實唾液對健康來說是不可或缺的嗎？

為了保持健康，就少不了唾液的功能。唾液可以沖掉嘴巴裡的髒汙和細菌，維護口腔健康，進而預防蛀牙、牙周病和口臭。此外，唾液還可以讓口腔保持溼潤，讓我們更容易說話和吞嚥食物。

不僅如此，唾液含有消化酵素，可以把食物中的澱粉分解成小分子。當唾液太少時，食物的鮮味就不容易溶出，很難吃出味道。此外，唾液的分泌量會因為壓力、老化、用口呼吸和不常開口說話（不動口）而減少。

我說過飲食是健康的基礎，如果用來進食的口腔出了問題，也會影響到消化吸收和排泄。

我建議大家喝溫熱的鳳梨果乾水來增加唾液。剛剛好的酸甜滋味，會促使口腔適度分泌唾液。又因為鳳梨果乾水不會干擾其他食物的味道，所以很適合當作用餐時搭配的飲料。

基本
果乾水
2

草莓

DRY FRUITS

產地包括中國、台灣、美國和日本。即使做成水果乾，
產自日本的冷凍乾燥草莓水果乾還是最棒的。

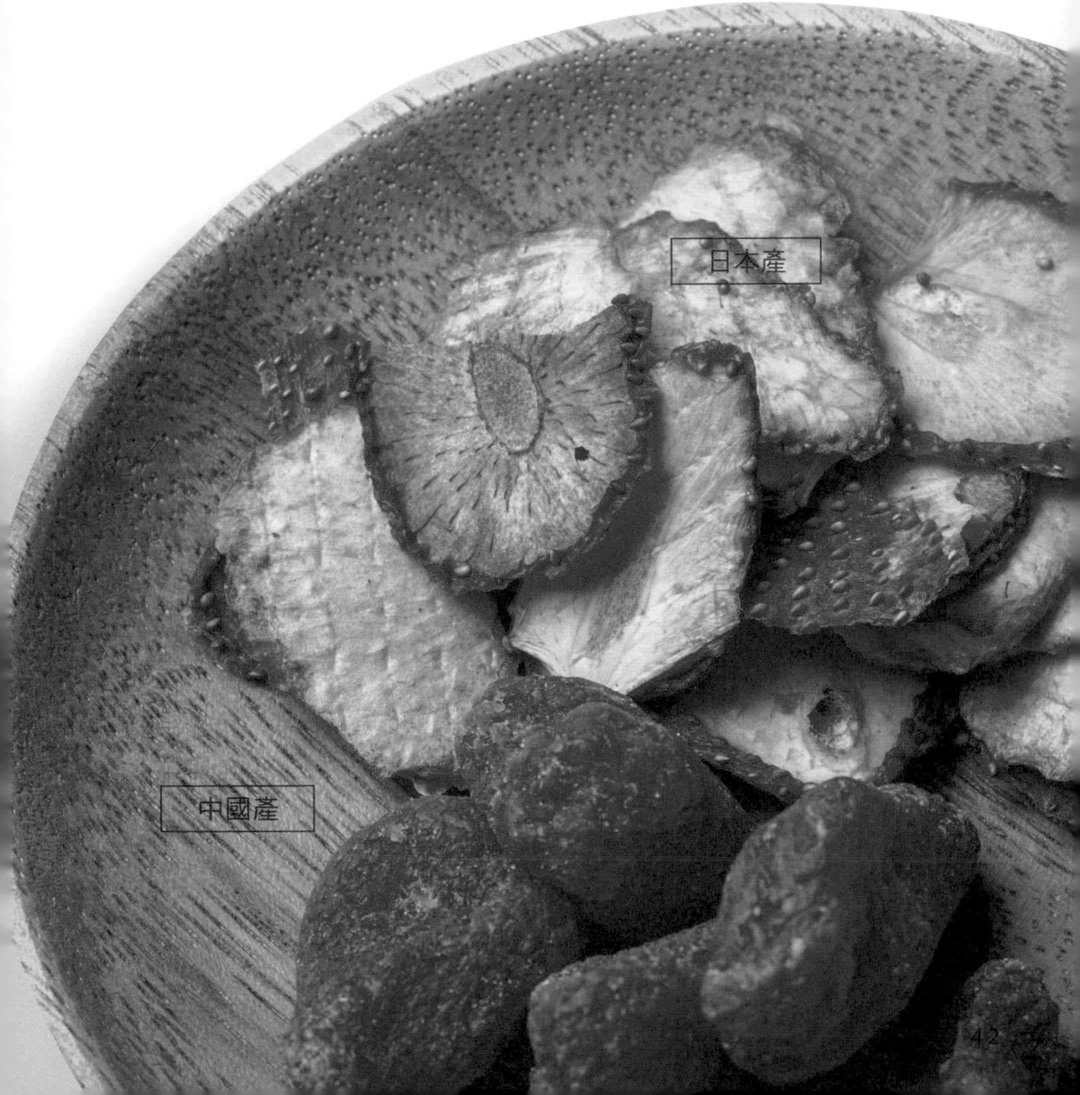

草莓果乾水

DRY STRAWBERRY

閃耀著麥芽糖色又熱呼呼的草莓果乾水，
一含在嘴裡，草莓的香氣就緩緩散發出來，
新鮮的感覺擴散到身體的各個角落，非常舒服。

草莓果乾

草莓

可提升免疫力，
同時也是保健美容的王道水果。
此外，也可用來對付生活習慣病。

DRY STRAWBERRY

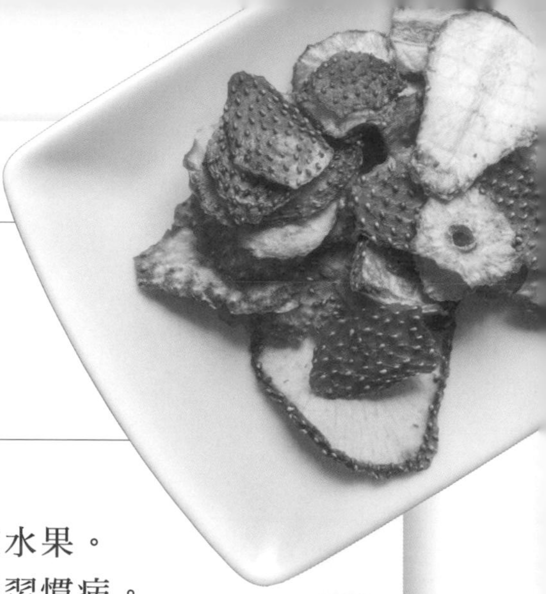

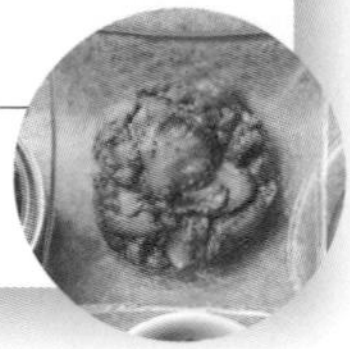

做法

把十到十五克的草莓果乾（若是塊狀的話，要切成薄片或剁碎）放進鍋裡，注入七百毫升的水下去煮。水滾後轉小火，煮個十到十五分鐘。※使用保溫杯製作時，水量為五百毫升。

【功效】

中醫學功效

草莓具有養血、生成體液和解熱的作用，在心情浮躁、血壓高、腹脹或便祕時可服用。具有潤肺功效，有助於改善呼吸系統和皮膚粗糙，也可以整健脾胃並止瀉。

營養學功效

除維他命B1、B2、C、β－胡蘿蔔素與礦物質外，也含多種具抗氧化作用的多酚，能夠改善眼睛疲勞、提升肝功能，預防動脈硬化與皮膚等器官的老化。葉酸含量豐富，可預防貧血，同時也是孕婦的必需營養素。

對抗肌膚老化、感冒、癌症和高血壓

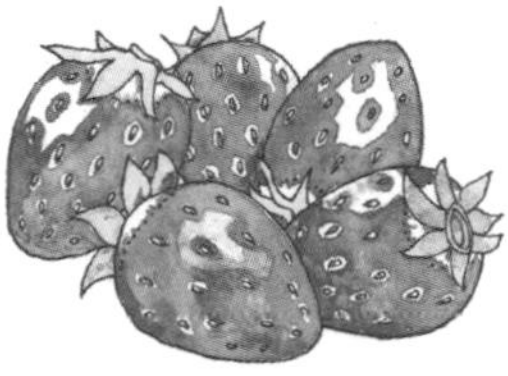

前面提過全世界的水果都聚集在香港，草莓也是如此。過去本來是以美國生產的草莓為主，但現在則以日本生產的最佳。在香港買草莓，價格是在日本購買的兩到三倍，但香港人知道日本的草莓幾乎每一顆都又甜又好吃。因此，若要選購未經調味的草莓水果乾，還是日本產的最好。

草莓不但外型可愛，還很好吃。新鮮草莓含有強大的成分，而草莓水果乾也是如此。

草莓含有許多維他命C和多酚等抗氧化成分，能夠捕捉並消除活性氧，抑制活性氧引起的氧化壓力，有效預防循環器官疾病、癌症與糖尿病等各種生活習慣病。

還有一個東西要特別一提，那就是屬於多酚類且抗氧化力超強的鞣花酸。很懂美容的女性朋友們，一定知道它是天然的美白成分，甚至有人稱它為「可以吃的紫外線剋星」，豈能不吃一下？

基本
果乾水
3

無花果

DRY FRUITS

有偏硬而小粒的中國產、讓人想拍IG照的日本產，
以及柔軟、甘甜又大粒的土耳其產。
可以煮出好喝果乾水的是小粒的無花果。

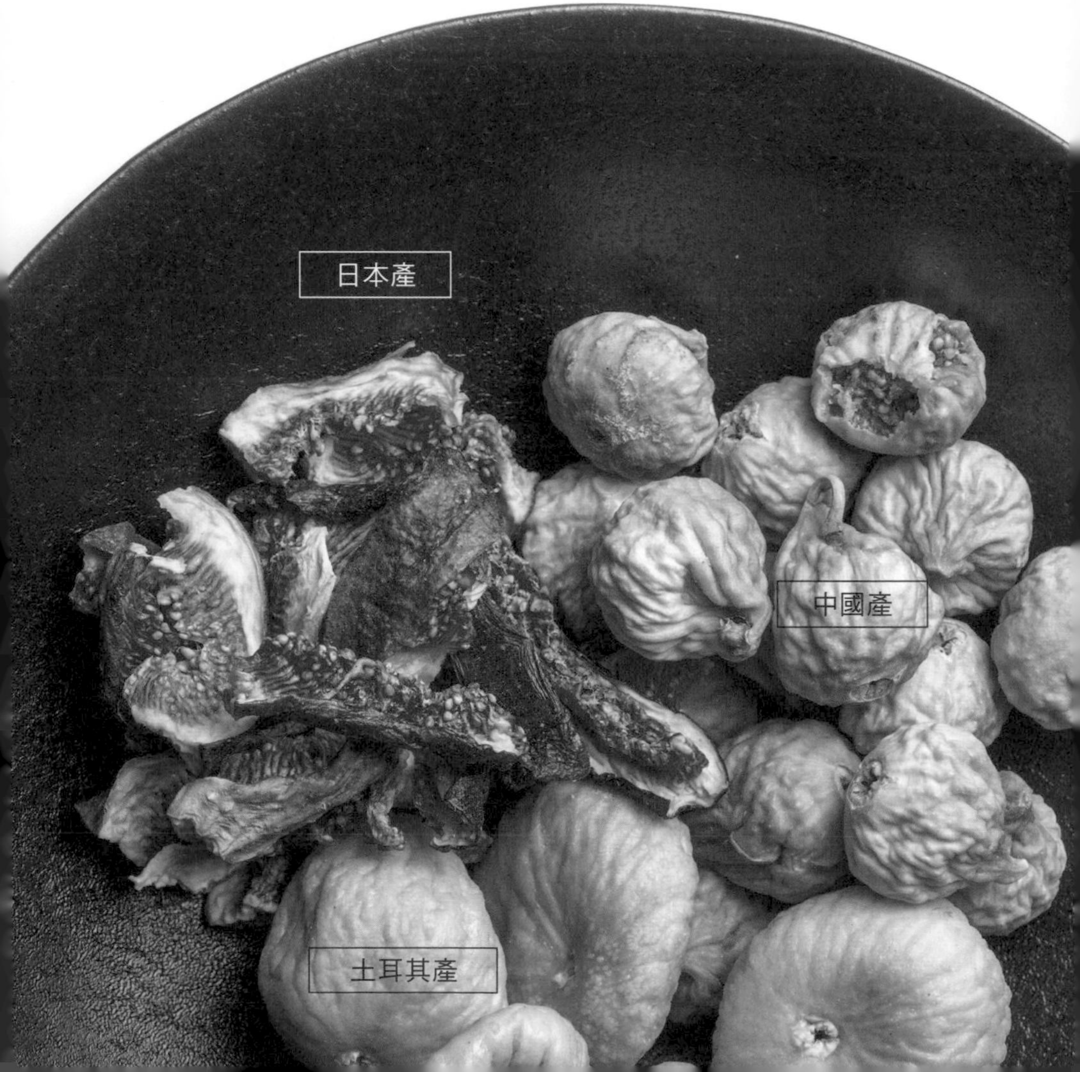

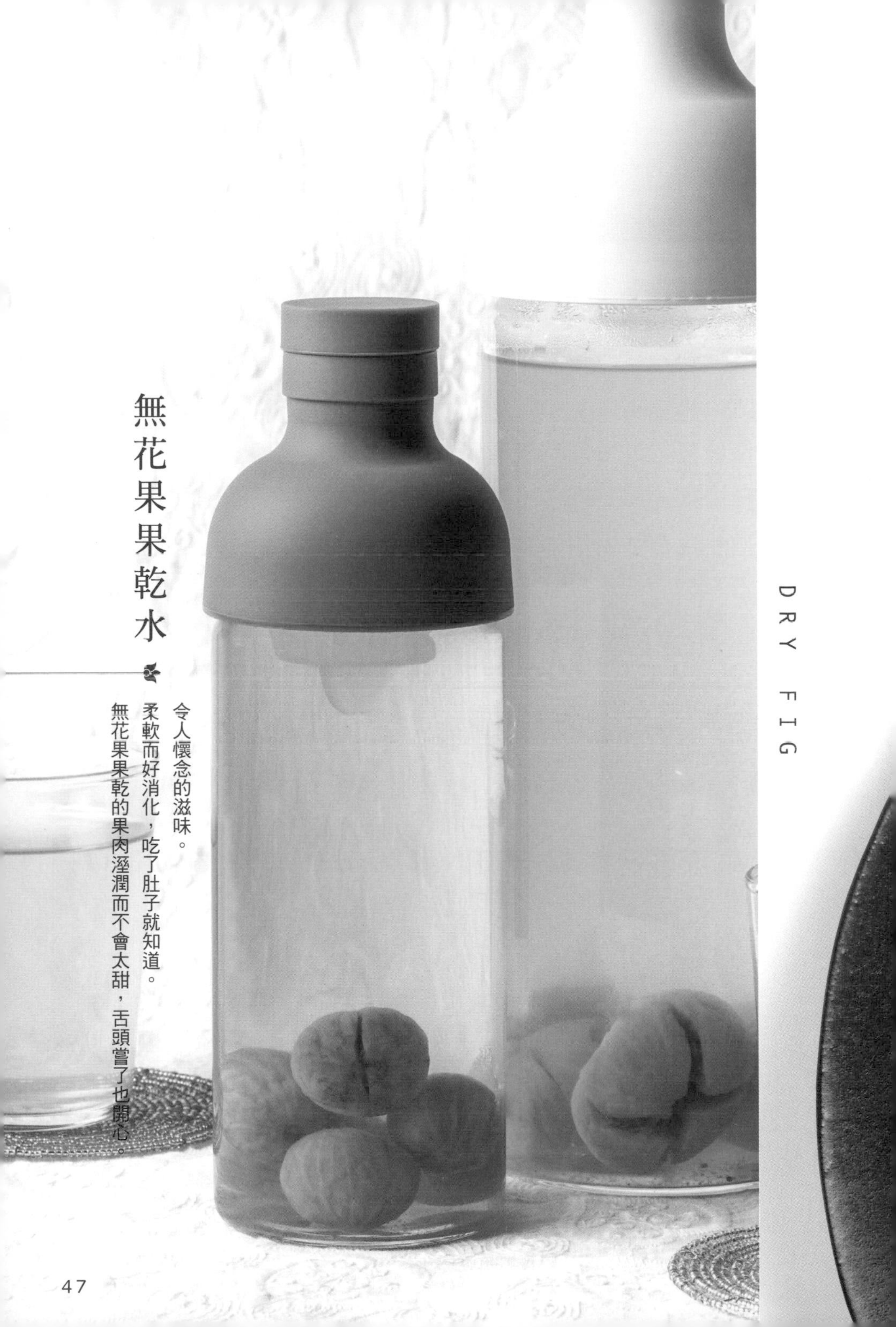

無花果果乾水

DRY FIG

令人懷念的滋味。
柔軟而好消化，吃了肚子就知道。
無花果果乾的果肉溼潤而不會太甜，舌頭嘗了也開心。

無花果果乾

無花果

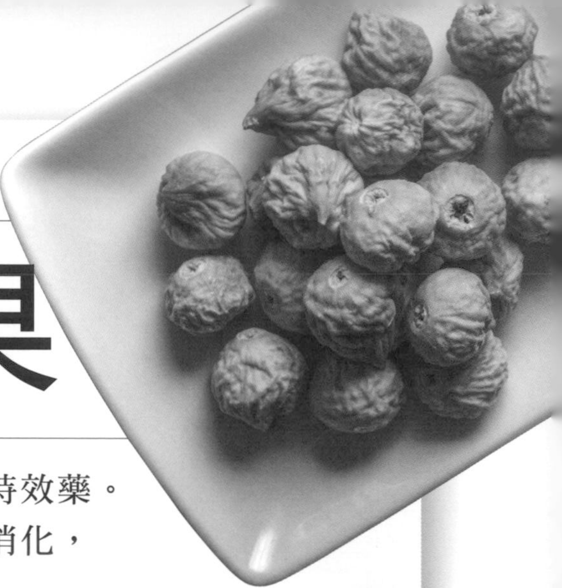

它自古以來就是痔瘡的特效藥。
可整健腸道環境，幫助消化，
不易形成體脂肪。

DRY FIG

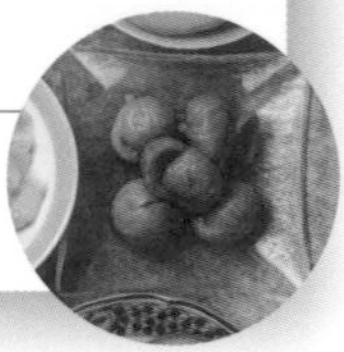

做法

把大約二十克的無花果果乾（若是塊狀，則要切半或切成四塊）**放進鍋裡，注入七百毫升的水下去煮。水滾後轉小火，煮個二十到三十分鐘。**※使用保溫杯製作時，水量為五百毫升。

【功效】

中醫學功效

無花果自古以來就被稱作長生不老的食物，具有強效的解毒功能，對於痔瘡、疣、喉嚨痛的腫脹很有效。除此之外，還能整腸健胃，改善便祕和腹瀉。空腹時煎來服用更可以降血壓。

營養學功效

富含果膠（是一種膳食纖維），對便祕和腹瀉有效。鉀具有利尿作用，可促進身體排出水分和老廢物質。此外，植物性雌激素、葉酸、鋅、鐵質和鈣等有利於女性的營養素也很豐富。

解決痔瘡等屁股的問題

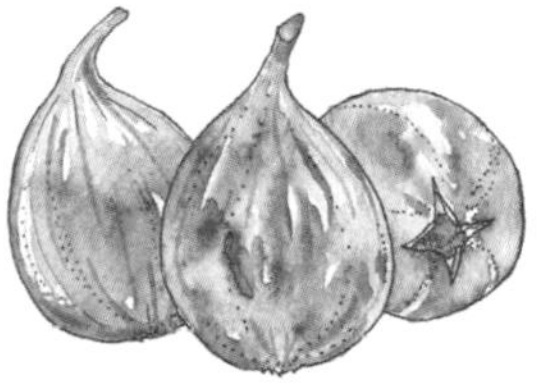

雖然叫做無花果，但它並不是不開花，而是在果實裡開出無數朵白花，因為包在果實裡看不到，而有了無花果這個名字。它曾出現在希臘神話和舊約聖經裡，在西元前兩千年的埃及就已經有人栽種，顯示出它和我們的生活如此密切。

無花果果乾最大的功效是幫助排便。其中一個作用是幫助棲息在腸道內的好菌繁殖，整頓腸內環境，另一個作用則是吸附腸道內的有害物質，增加糞便量，並且把有害物質隨糞便一起排出，讓身體處於不便祕也不腹瀉的健康狀態。

若體內的老廢物質（毒素）能夠排出體外，就表示在人體表面和內部的腫塊（毒素）也容易排出。痔瘡就是一種因為便祕或腹瀉而惡化，而且沒有排出體外的腫塊，所以可以排出腫塊的無花果對痔瘡有效。另外，無花果還能避免血糖在進食後急遽上升，並減少血液中的膽固醇。

無花果富含孕婦所需的營養素，植物性雌激素可以維持女性荷爾蒙的平衡，對於更年期障礙和肌膚問題也很有效。

基本
果乾水
4

杏桃

DRY FRUITS

美國（加州）生產的杏桃乾偏甜，
土耳其產的不會太酸，
南非產的帶有較強烈的酸味。
同樣都是杏桃，卻有不同的味道。

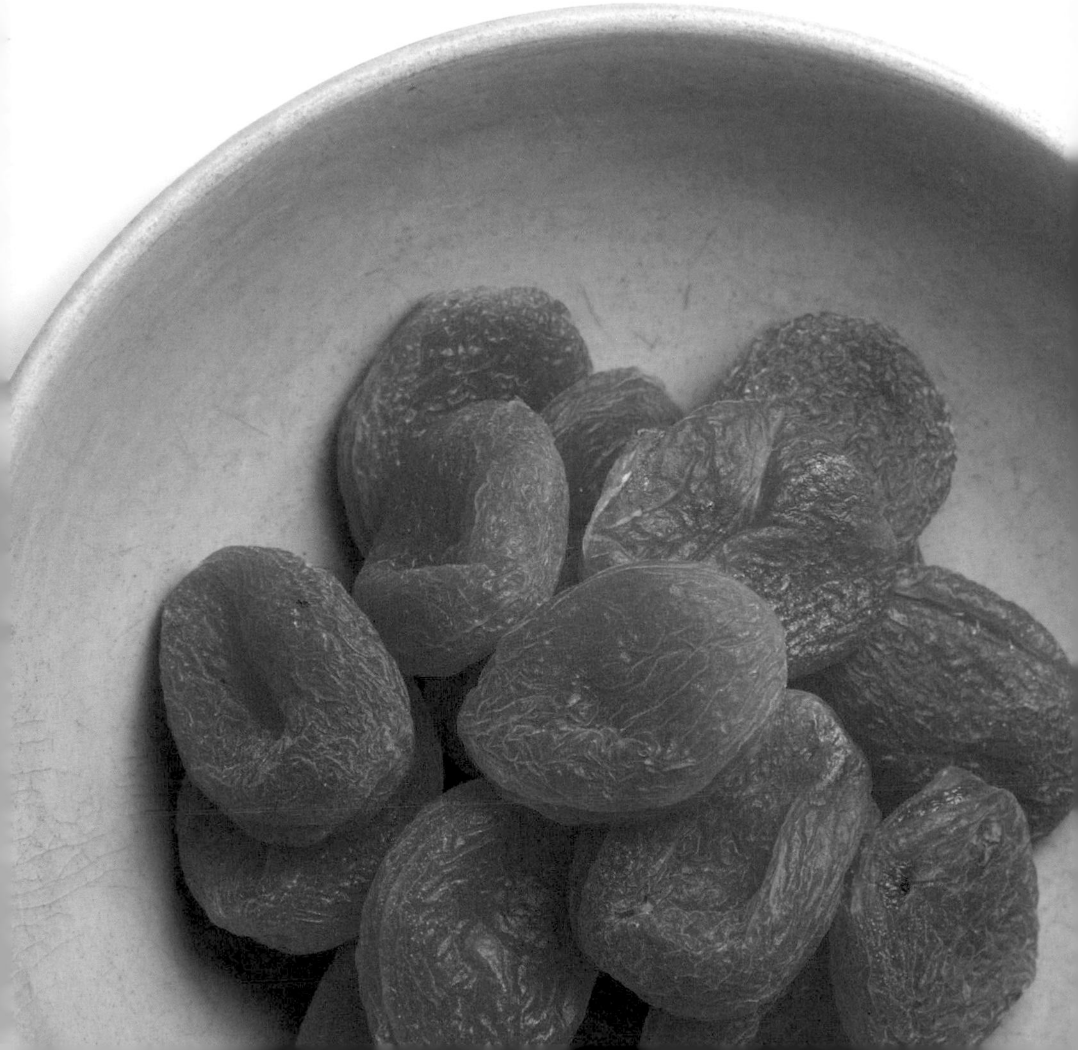

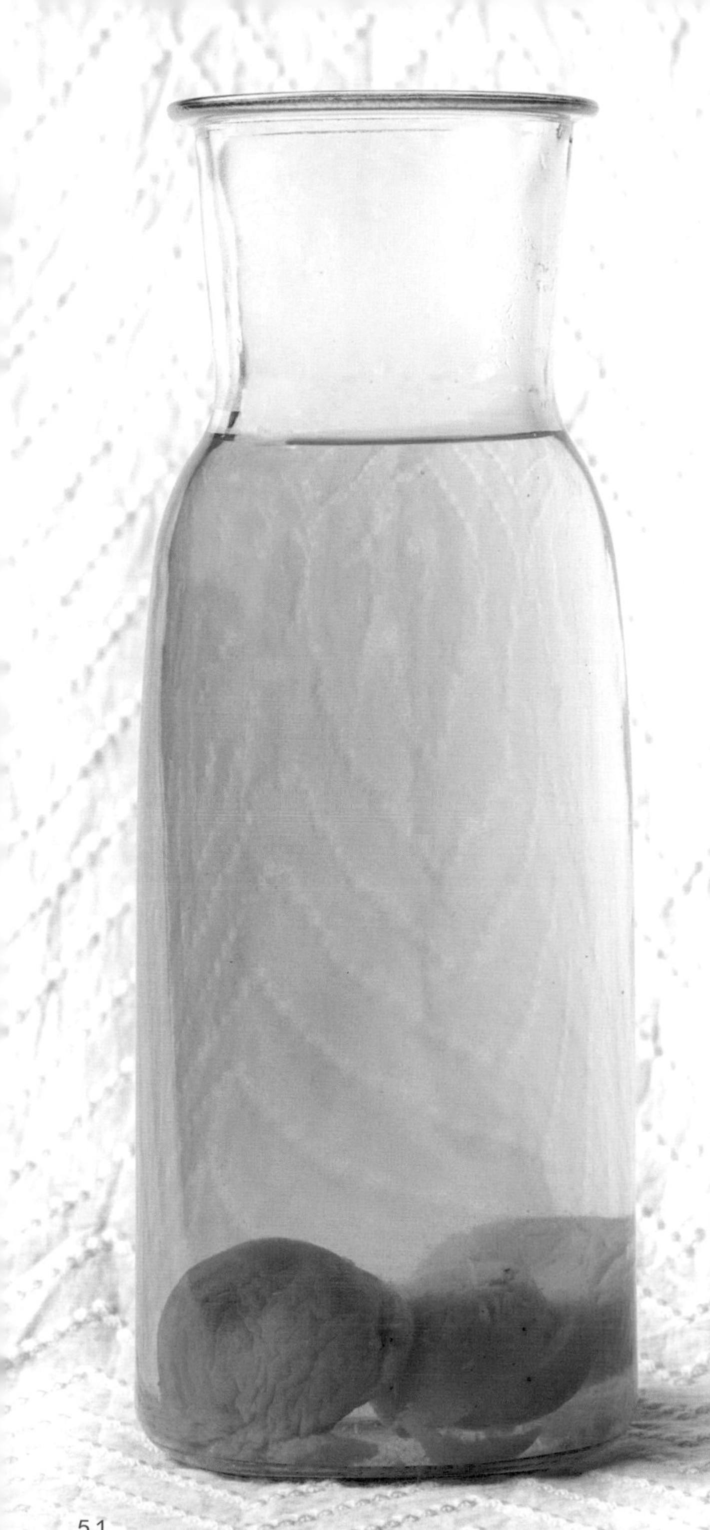

DRY APRICOT

杏桃果乾水

香味淡淡的，
即使在用餐中飲用也不會造成干擾。
微微的甜味讓身心獲得紓解，並襯托出餐點的味道。

杏桃果乾

杏桃

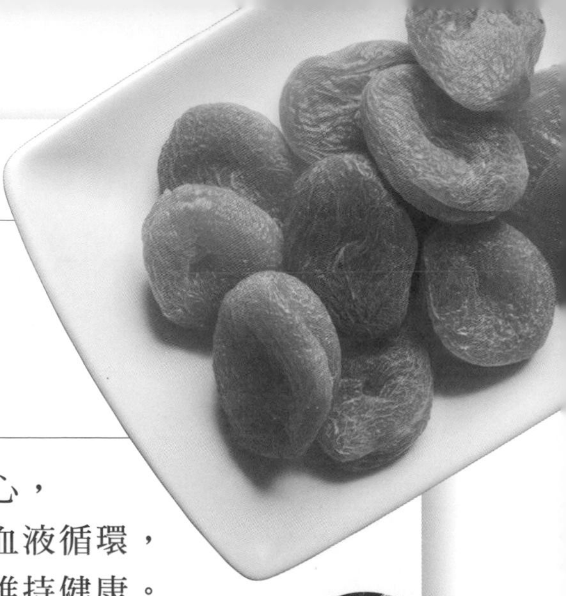

不僅顧到手腳、皮膚和心，
還可改善內臟和腦部的血液循環，
溫暖身體，放鬆身心，維持健康。

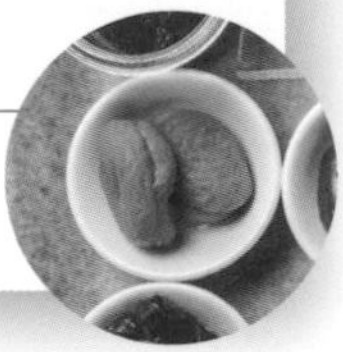

DRY APRICOT

做法

把三個杏桃果乾（大約二十五克）各切成兩半或四塊，放進鍋裡，注入七百毫升的水下去煮。水滾後轉小火，煮個二十到三十分鐘。

※用熬煮的比使用保溫杯製作更好喝。

【功效】

中醫學功效

把杏桃曬乾來吃可以潤肺止咳、生津解渴。本草綱目記載，它具有良好的解毒作用，可以促進血液循環，所以有體寒或血液循環不好的人最好每天都吃幾顆。

營養學功效

β-胡蘿蔔素的重要來源之一，可補強皮膚或黏膜。內含的檸檬酸能促進礦物質的吸收，食物纖維具改善腸道環境的效果，還富含可以緩和神經亢奮和壓力的GABA。

（GABA：胺基酸的一種，可緩和情緒、放鬆與助眠。）

血液循環變好，大腦與身體都神清氣爽

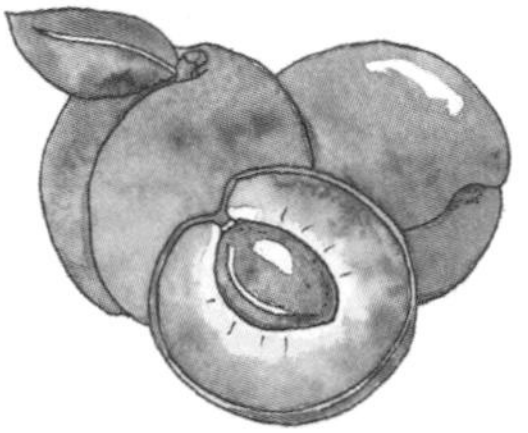

杏桃的原產地是中國北方、中亞和喜瑪拉雅西北部。在中國，人們從兩千多年前就開始栽培杏桃，目的是為了摘取種子裡的杏仁作為中藥材，而去除杏仁所剩下的果肉則被栽種它的農民們拿去曬乾，製作成保存食品。歐洲人看到那些農民年輕健康的樣子，就把杏桃帶回歐洲。當杏桃經由中東和非洲傳到美洲時，對健康做出貢獻的不是中藥的杏仁，而是杏桃水果乾。

杏桃可以潤肺、止咳、化痰。在沒有暖氣的時代，寒冷地帶的農民們每天都會吃個幾顆，藉此精神飽滿地過生活。除了這項史實之外，現代科學也已經證明它具有強大的功效。

杏桃對身體的好處有預防老化、預防肌膚問題、消除眼睛疲勞、促進胃腸蠕動、防止肩膀痠痛與腰痛。對腦的好處則是可以預防癡呆，並增強記憶力。改善血液循環對以上症狀都有幫助。

我建議大家在飯前先吃煮過（恢復原狀）的杏桃果乾，然後在吃飯時飲用杏桃果乾水來補充水分。它可以溫潤身體，並且讓我們得以攝取食物纖維，免得吃太多。

番茄

DRY FRUITS

義大利產的番茄富有鮮味，在料理中很活躍，
土耳其產的番茄也可以入菜。
若要製作果乾水，則是甜味和鮮味兼具的
日本產最適合。

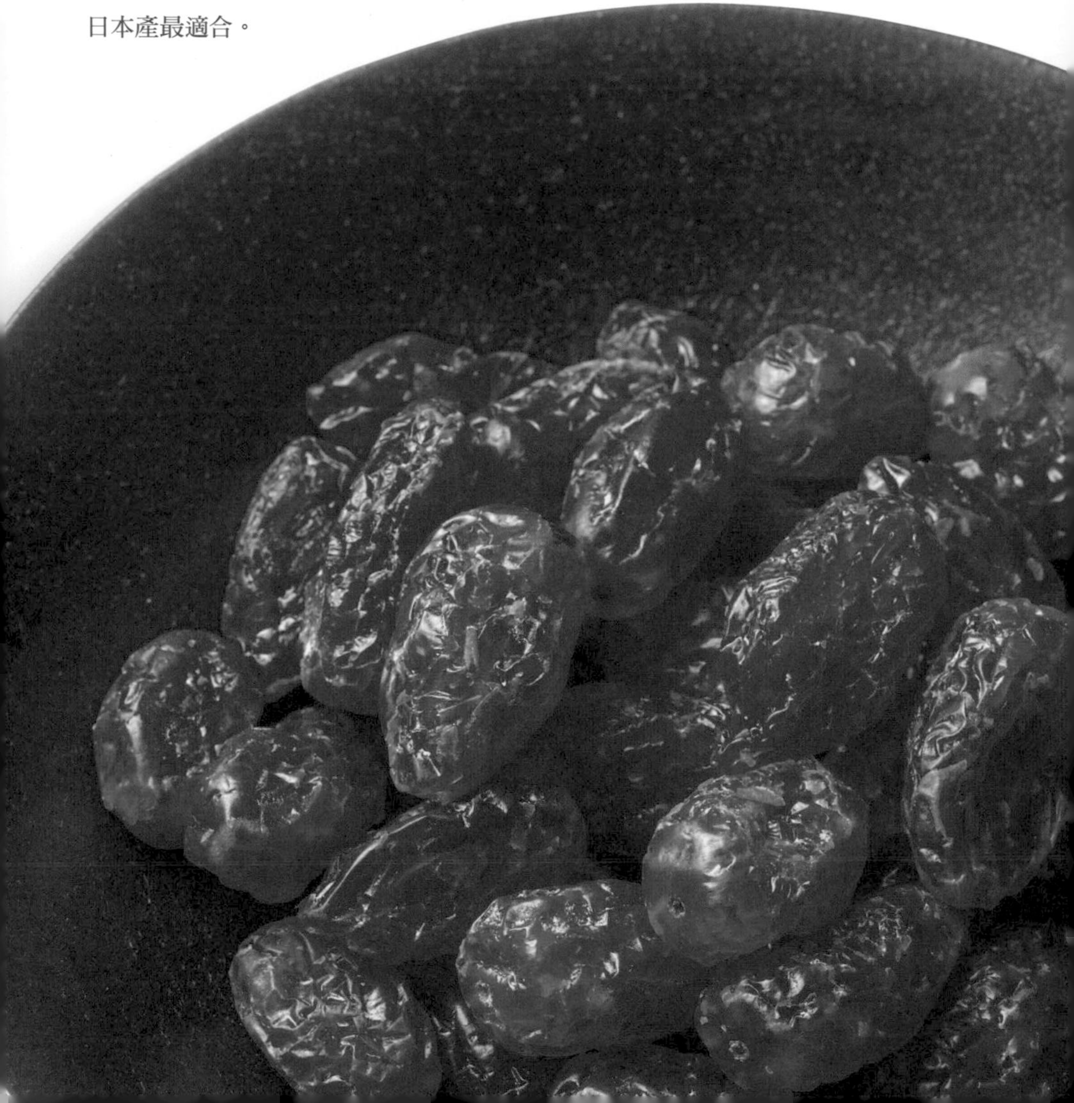

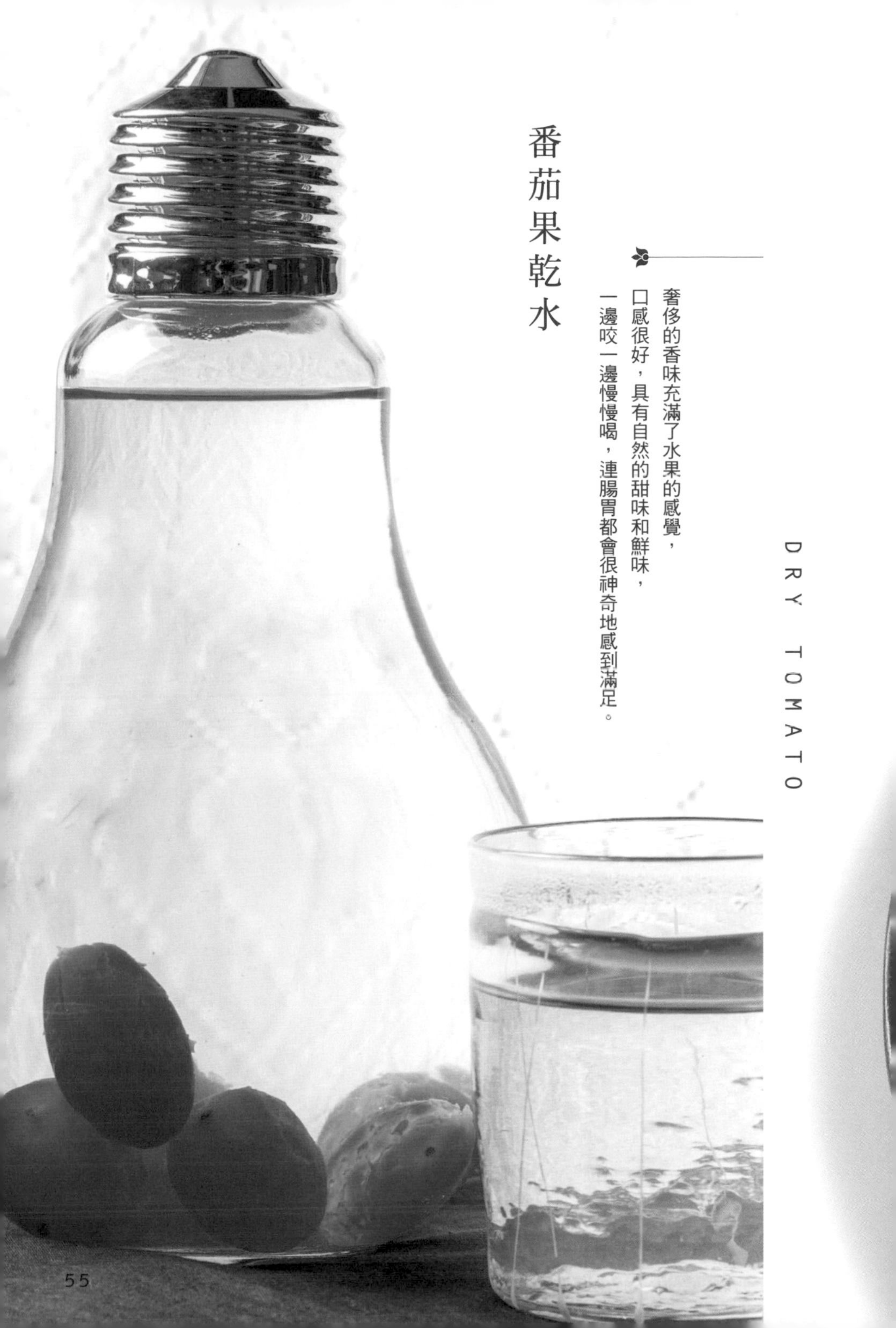

番茄果乾水

DRY TOMATO

奢侈的香味充滿了水果的感覺，
口感很好，具有自然的甜味和鮮味，
一邊咬一邊慢慢喝，連腸胃都會很神奇地感到滿足。

番茄果乾

番茄

番茄果乾對體寒有效，
讓人向生理期前後的不適、感冒
和肚子四周的脂肪說再見。

DRY TOMATO

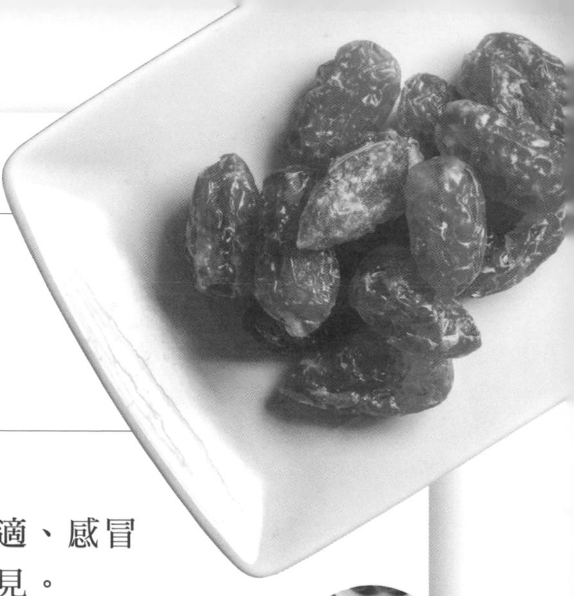

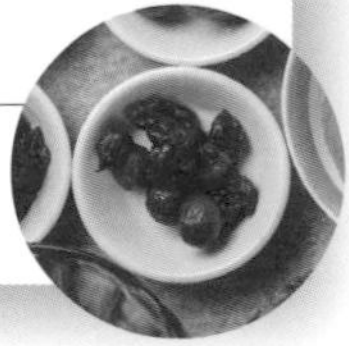

做法

把四顆小番茄果乾（約二十五克）各切成兩半或四塊，放進鍋裡，注入七百毫升的水下去煮。水滾後轉小火，煮個十五到二十分鐘。

※使用保溫杯製作時，水量為五百毫升。

【功效】

中醫學功效

吃新鮮番茄可以冷卻多餘的體熱並滋潤身體，由於可以健胃，所以對食慾不振也有效果。當番茄變成水果乾時，暖身、補血和促進血液循環的效果會更好，所以可對月經前後的不適症狀與體寒發揮效用。

營養學功效

含有具備美白效果又可以預防感冒的維他命C，以及抑制老化的維他命E、幫助鹽分排出的鉀、鎂、整頓腸道環境的食物纖維、具有抗氧化作用的茄紅素和β-胡蘿蔔素，營養均衡。

改善體寒，燃燒脂肪

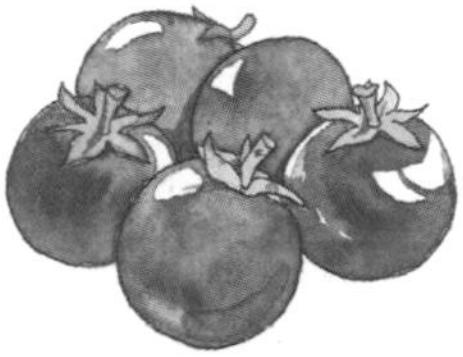

現代女性很難瘦下來的原因在於體寒。現實情況是，體溫低於理想體溫三十六・五度，而且經常感到手腳冰冷的人，占了女性族群中的一大半。

有體寒的話就很難瘦下來，原因就是代謝。當身體虛寒、代謝不好時，消耗的熱量就會變少，相對容易堆積脂肪。另外，受寒的腸胃很難消化吃下去的食物，沒有消化完全的食物會殘留在腸壁上，製造出氣體導致營養吸收不良。易瘦體質是健康的證據，如果想要培養這種體質的話，懂得如何花心思溫暖身體，並採用正確的飲食方法將是最大的要點。

這時，番茄果乾將會派上用場。

番茄原本是代表性的夏季水果，直接吃會讓身體變寒，但只要做成水果乾，就會馬上變成溫暖身體的食材，還能提高基礎代謝，燃燒脂肪的效果更好。這就表示，喝溫熱的番茄果乾水除了改善體寒之外，還可以培養易瘦體質。好處多多，不喝就虧大了！

基本
果乾水
6

芒果

DRY FRUITS

產地有泰國、菲律賓和日本等等。
要講究的重點在於乾燥的程度，
比起軟的芒果乾，拿硬的芒果乾來熬煮，
湯汁會比較喝得出鮮味。

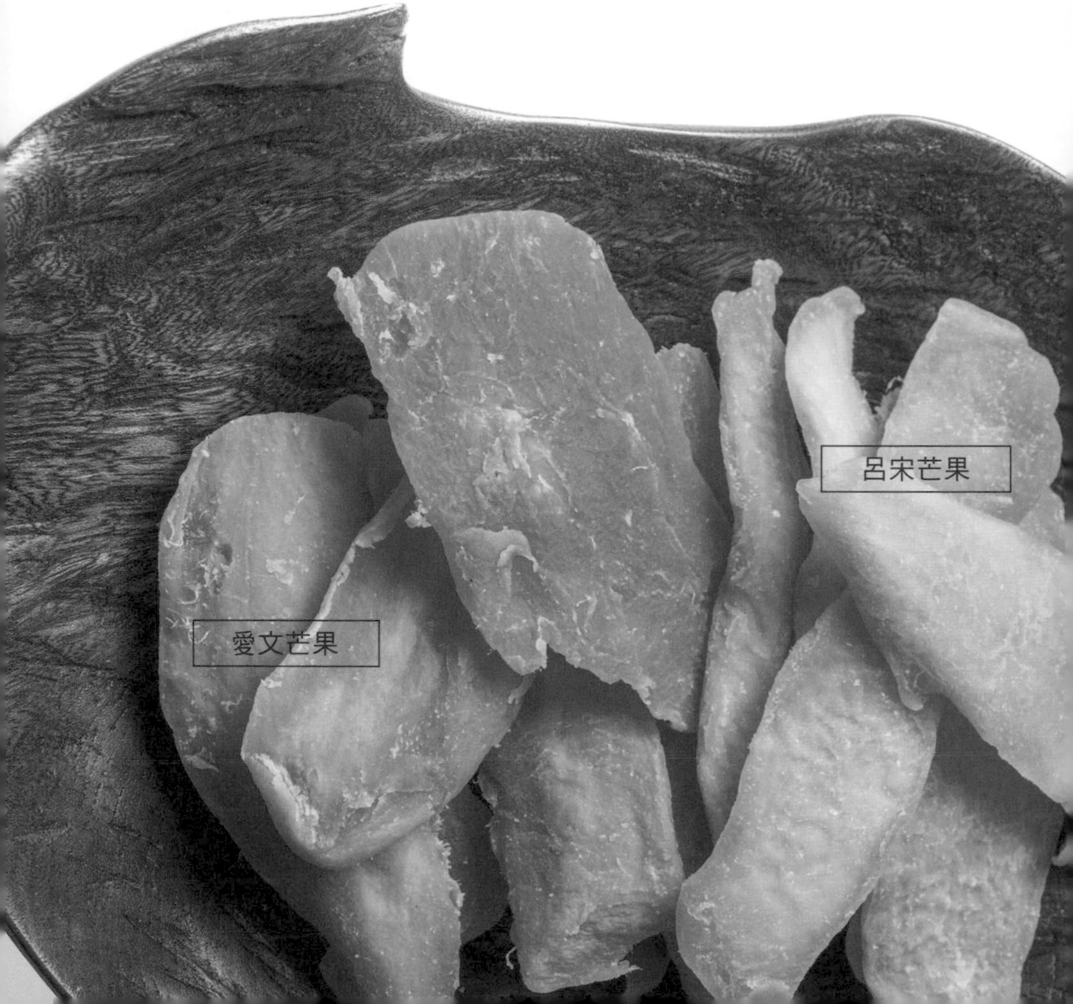

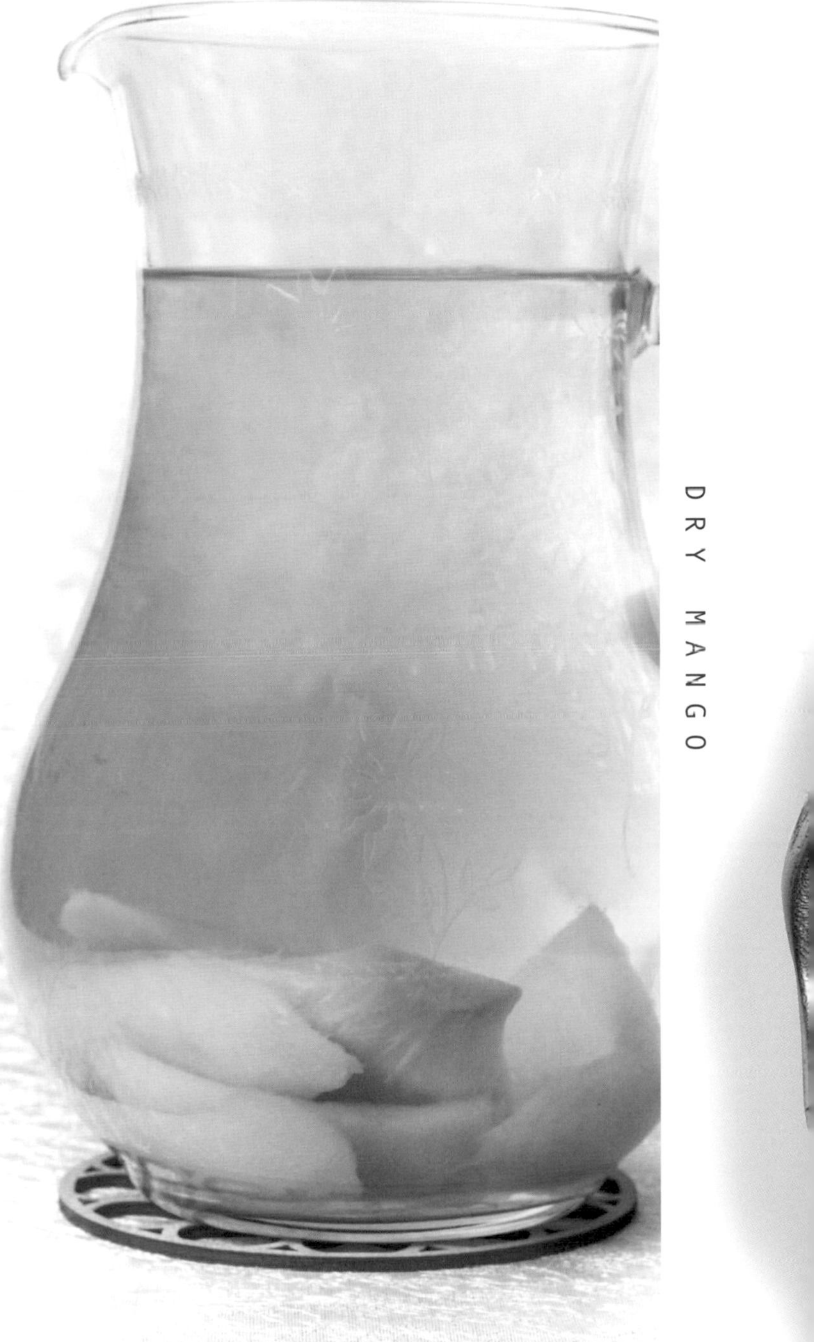

DRY MANGO

芒果果乾水

果乾水馥郁的香氣中，鮮明地留有新鮮芒果的爽口特性。
無論是熱熱喝或在常溫下喝，那種熱帶感都不會消失，
經過熬煮之後，果肉的鬆軟口感令人難以抵擋。

芒果果乾

芒果

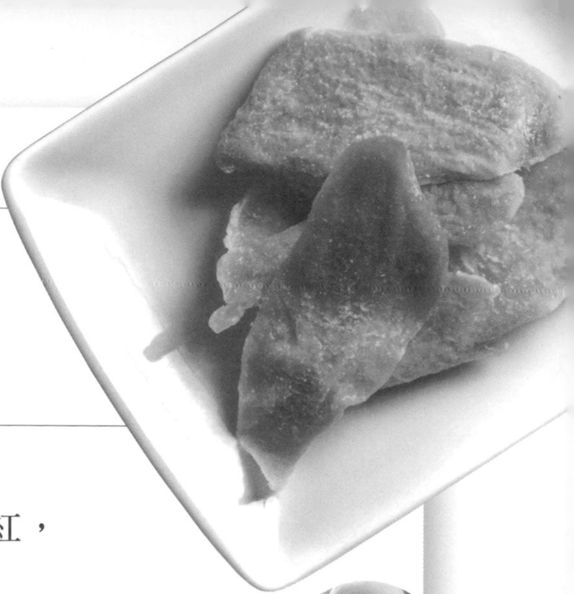

皮膚不粗糙、不水腫。
心情不浮躁，臉部不潮紅，
永遠處於最佳狀態。

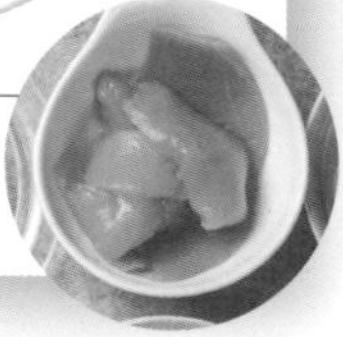

DRY MANGO

做法

把芒果果乾五到七塊（約六十克）放進鍋裡，注入七百毫升的水下去煮。水滾後轉小火，煮個二十到三十分鐘。

※使用保溫杯製作時，水量為五百毫升。

【功效】

中醫學功效

生成體液成分、解熱、止渴。可用以養胃，消除噁心感。可祛痰止咳。可冷卻精神不安定所引發的體熱，鎮定心情。具有良好的利尿作用。

營養學功效

富含提升皮膚免疫力的維他命A、具有美白效果的維他命C、讓人重返年輕的維他命E、抗老化的β-胡蘿蔔素、女性不可或缺的葉酸、排出多餘鹽分的鉀、預防貧血的鐵質，以及可消除便祕的食物纖維。

碰到更年期也不怕♪

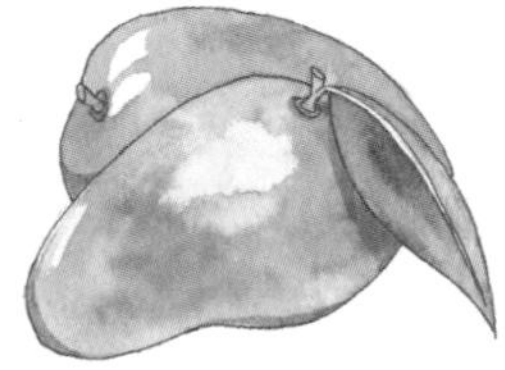

更年期是指停經前後各五年，總計約十年的這段期間。以日本女性來說，年紀進入四字頭之後，就有五%的人會發生月經不順的情況，也有人四十五歲左右就停經。據說日本女性的平均停經年齡為五十歲，因此四十五到五十五歲為更年期。

每個女人都會碰到更年期，但會不會在這段時間內感受到更年期障礙則有個人差異。有些人幾乎沒什麼不適，但也有人症狀嚴重到會影響日常生活。

我們會只因為好吃而想吃芒果果乾，但其實芒果果乾也是一種水果藥方，可以改善更年期障礙這種女性特有的煩惱。

每天都心神不寧。無論夏天或冬天都會熱潮紅，只有臉部四周或上半身大汗淋漓，手腳卻很冰冷。斑點、皺紋、鬆弛與粗糙等肌膚問題令人在意，排便也不順暢，到了晚上還會水腫……。

如果你有以上症狀，就要趕快來喝溫熱的芒果果乾水，藉此毫無障礙地度過美麗的更年期。

基本
果乾水
7

龍眼

DRY FRUITS

產地為印度、中國、泰國、台灣等地。
特別推薦甜味清爽的泰國產，
以及我的最愛——可以喝到濃厚甜味的中國桂林產。

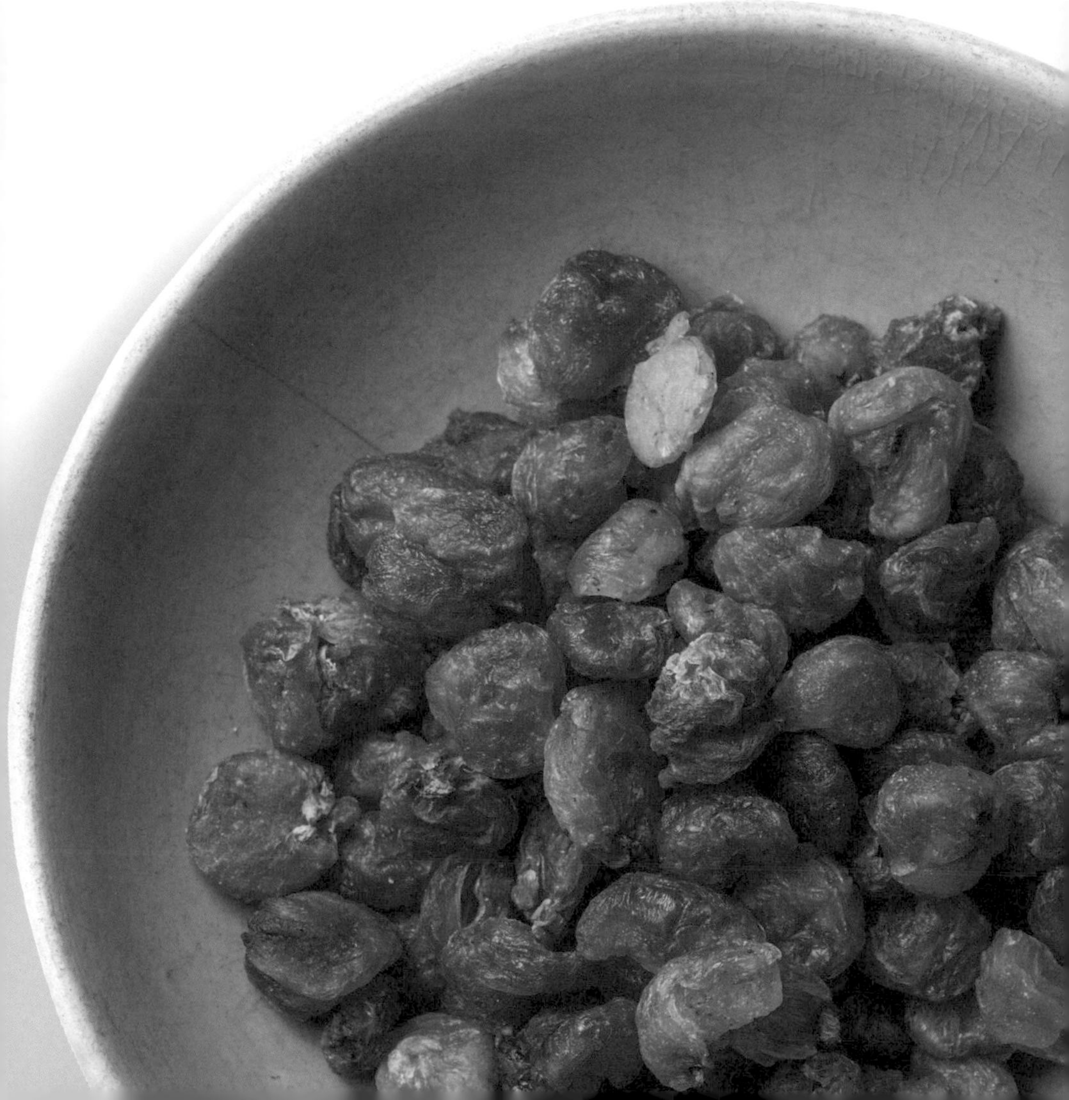

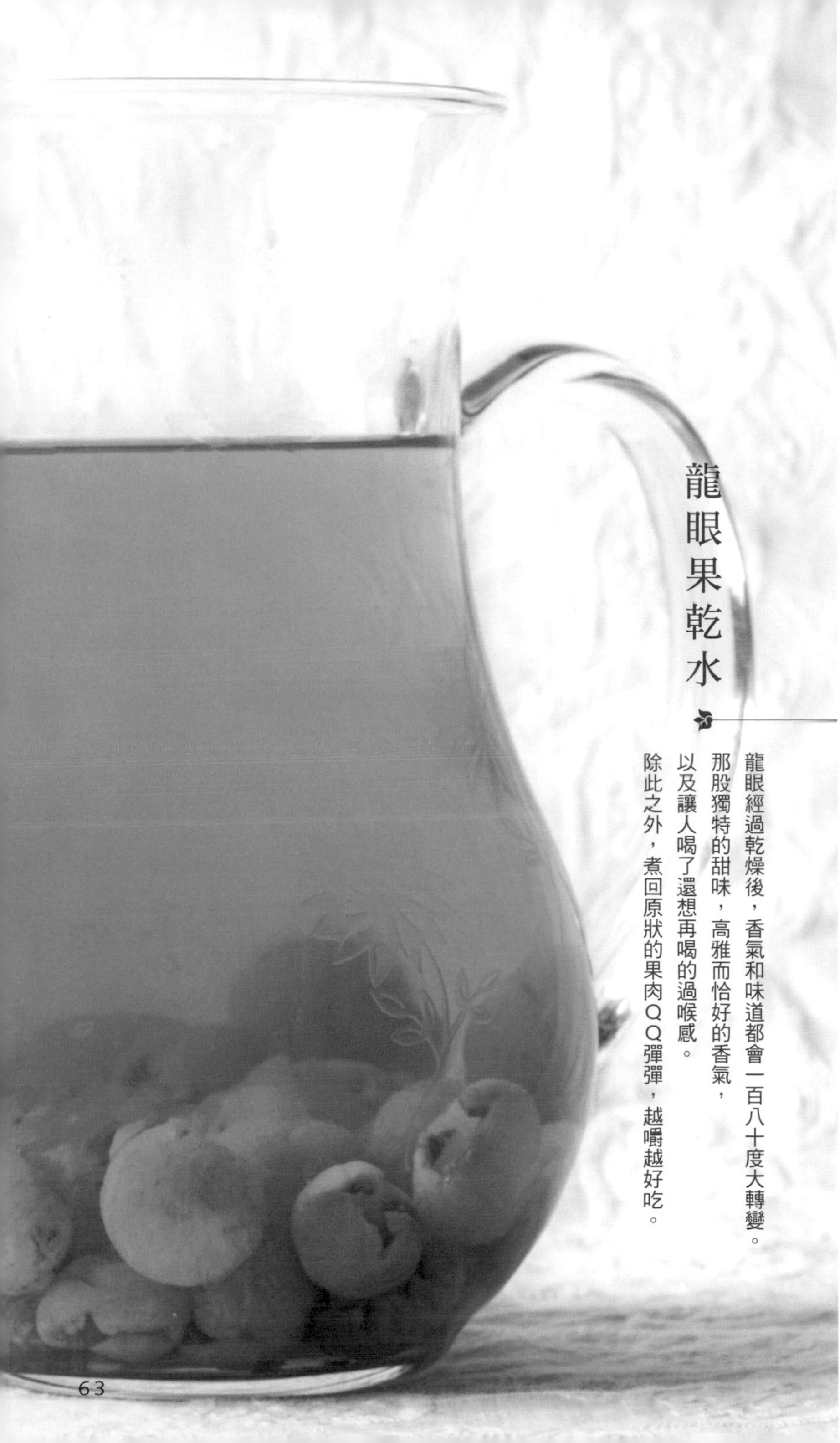

龍眼果乾水

DRY LONGAN

龍眼經過乾燥後，香氣和味道都會一百八十度大轉變。
那股獨特的甜味，高雅而恰好的香氣，
以及讓人喝了還想再喝的過喉感。
除此之外，煮回原狀的果肉ＱＱ彈彈，越嚼越好吃。

龍眼果乾

龍眼

對失眠、貧血、
產後調養、更年期都有幫助，
還能讓身心與大腦都恢復年輕！

DRY LONGAN

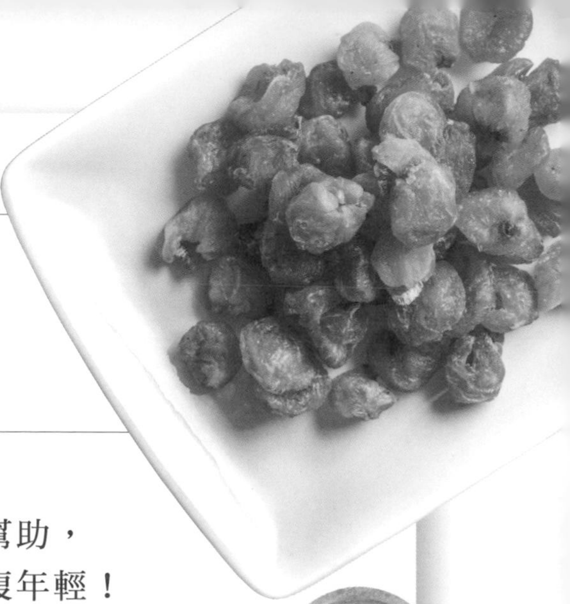

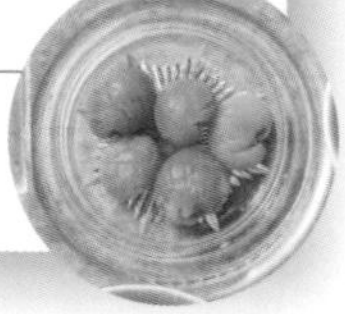

做法

把十顆龍眼果乾（大約十克）放進鍋裡，注入七百毫升的水下去煮。水滾後轉小火，煮個二十到三十分鐘。

※用熬煮的比使用保溫杯製作更好喝。

【功效】

中醫學功效

將龍眼果肉加以乾燥所做成的中藥材稱為龍眼果乾或桂圓。它可以補心、補體、補血，具有滋養補氣的功效。還能有效恢復疲勞、改善失眠、預防貧血、幫助病後痊癒，有助於產後調養和健胃整腸。

營養學功效

富含能將醣類轉換為熱能的維他命B2、菸鹼酸以及可預防高血壓的鉀，內含的膽鹼可維持並改善大腦機能、降低膽固醇，預防脂肪肝、高血壓與動脈硬化。

天然的滋養補氣飲料，讓全家都元氣滿滿

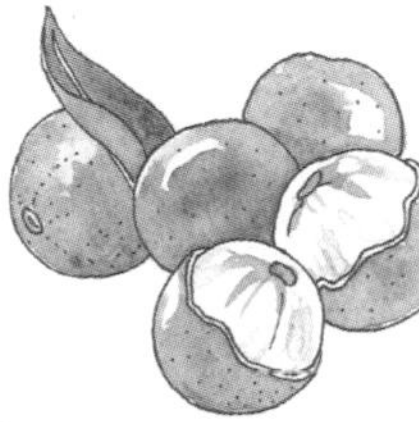

作為中藥材，龍眼果乾具有滋養補氣與提高免疫力的功效，可用來減輕壓力、恢復疲勞、提升大腦機能、改善虛弱體質與貧血造成的體力不支，在病中病後可多攝取。

龍眼果乾在中國古代就是備受重用的中藥材和食材。在香港，它是家庭中的常備藥食，比新鮮龍眼更常見。

作為食材時，龍眼果乾經常用來煮湯或作為藥膳鍋的湯底，或是做成溫熱的龍眼蜜，要不然就是直接當作茶點。當婆婆媽媽們看出家裡有人很疲勞時，龍眼果乾經常會在餐桌上登場。

此外，龍眼果乾不只具有「補足身體的不足」這種萬能功效，熬煮出來的果乾水也甜甜的很好喝。長輩喝了可以強化腦力、恢復疲勞；媽媽喝了可以預防貧血、消除壓力；爸爸喝了可以預防生活習慣病，孩子在讀書時喝則可以提高專注力。作為天然的滋養補氣營養飲料，龍眼果乾水讓家裡的每個人都喝得開心。

基本
果乾水
8

梨子

DRY FRUITS

產地為日本、中國、台灣等地。
若想喝到好喝的梨子果乾水，產地不是重點，
而是要選擇無糖且徹底乾燥的梨子果乾。

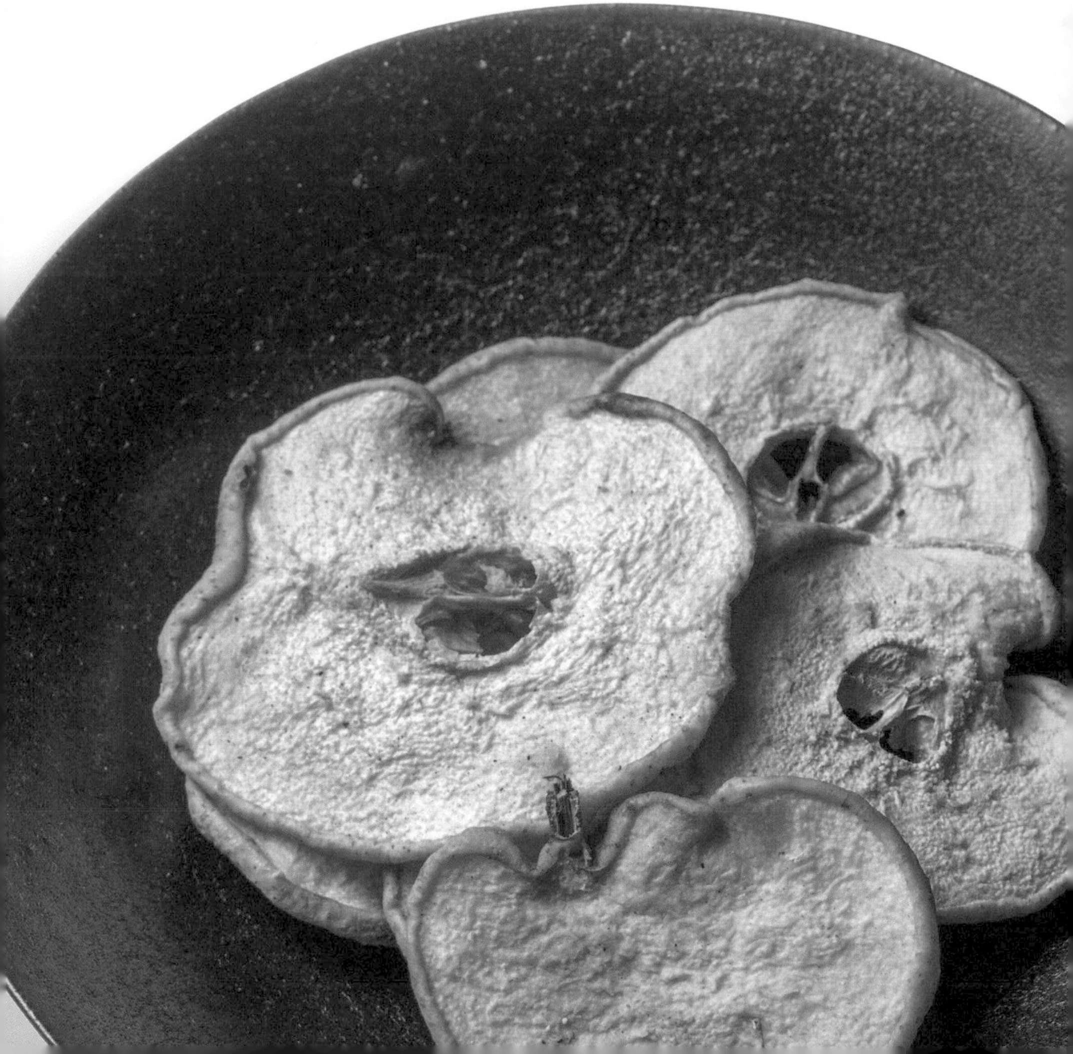

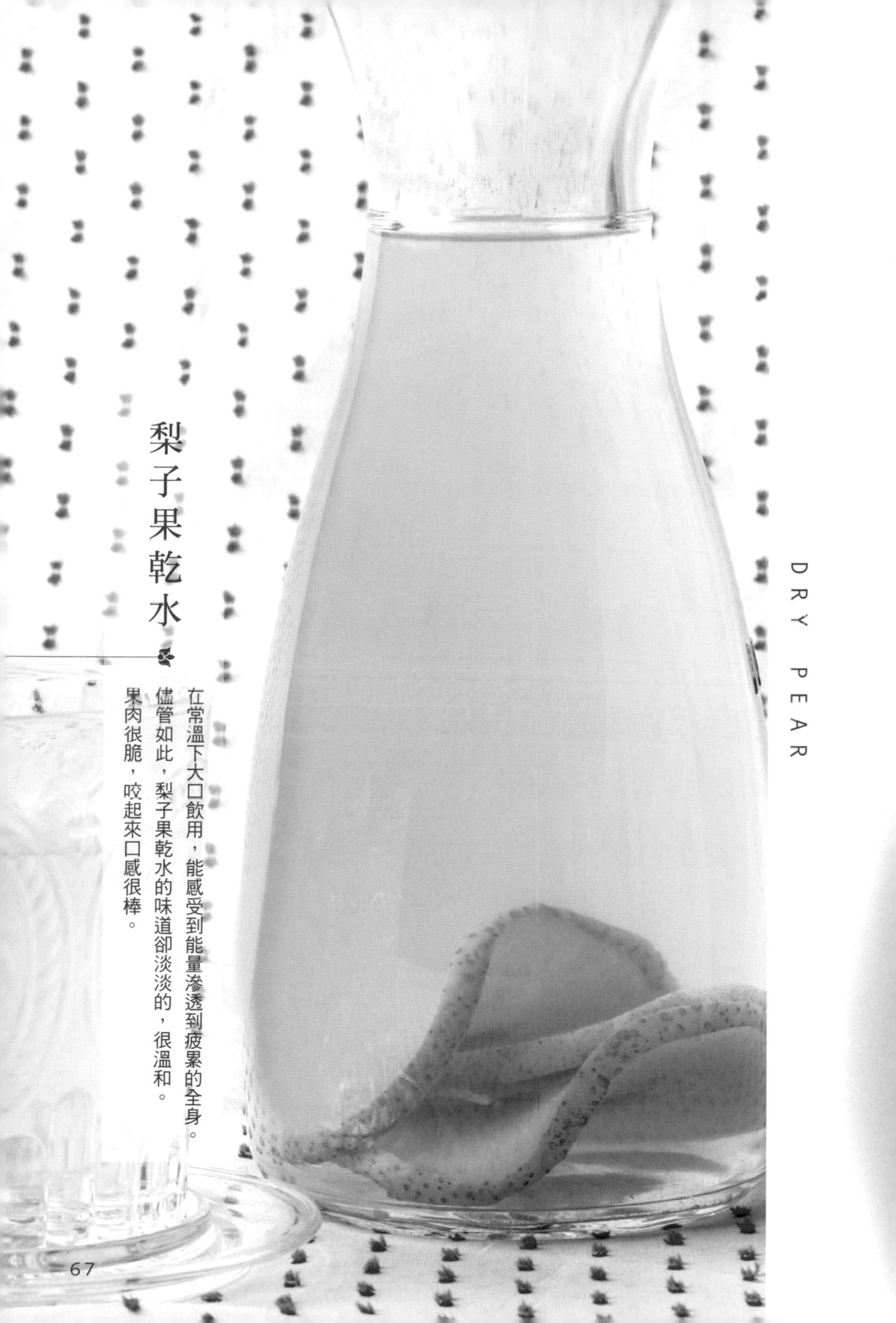

DRY PEAR

梨子果乾水

在常溫下大口飲用，能感受到能量滲透到疲累的全身。
儘管如此，梨子果乾水的味道卻淡淡的，很溫和。
果肉很脆，咬起來口感很棒。

梨子果乾

梨子

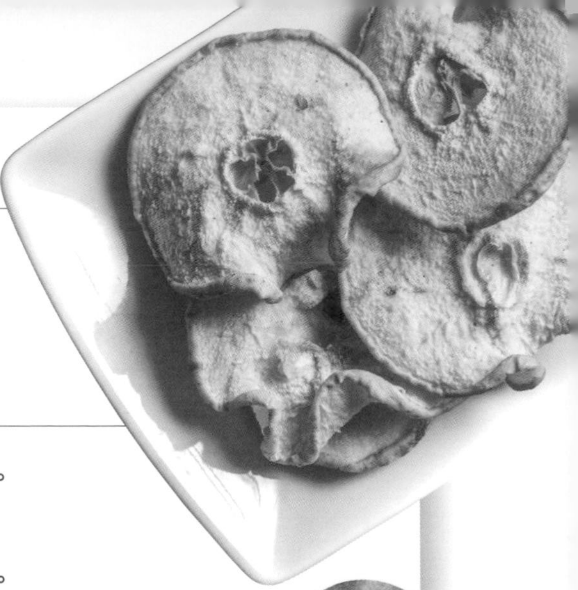

活化肌膚，並加以美白。
可消除宿醉、止瀉。
改善肝功能，恢復疲勞。

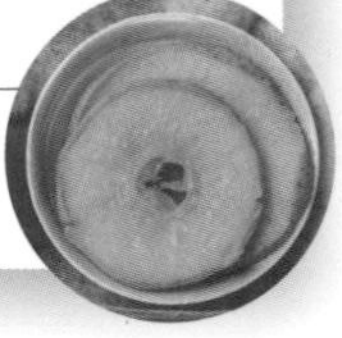

DRY PEAR

做法

把三片梨子果乾（約二十五克）放進鍋裡，注入七百毫升的水下去煮。水滾後轉小火，煮個十到十五分鐘。

※使用保溫杯製作時，水量為五百毫升。

【功效】

中醫學功效

清熱、生成體液並止渴。祛痰、清肺、止咳。解除乾燥、補血、活化肌膚。還具解酒的能力。

營養學功效

含有單寧酸，具有殺菌、止瀉、消除宿醉等效果。蘋果酸可恢復疲勞，改善便祕。其他還含有能夠改善肝功能的檸檬酸、可預防高血壓的鉀，以及美白效果優異的熊果素。

即使前晚飲酒過量，皮膚和喉嚨還是充滿滋潤

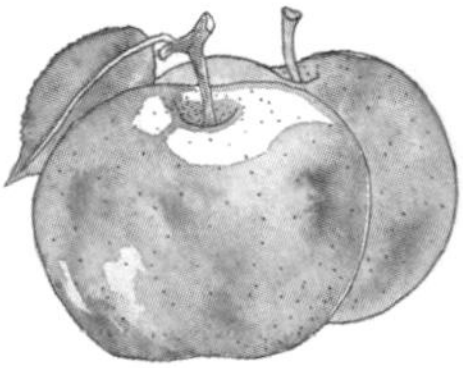

說到底，梨子的基本功效就是「滋潤皮膚，防止乾燥」，以及「潤肺、抑制乾燥或體熱引發的咳嗽，祛除頑固的痰」。用梨子果乾熬煮出來的湯汁（溫熱果乾水），其對身體的基本功效還不僅如此。很喜歡喝酒，或是常常不小心喝太多的人，就很適合喝梨子果乾水。它可以消除酒後的口渴和解酒毒，酒後的隔天早上喝梨子果乾水，可以減輕宿醉的痛苦。喝太多冰酒之後，隔天往往會苦於腹瀉，梨子果乾水可以止瀉。

每天持續飲用梨子果乾水，甚至還能挽救那些令人擔心的數值。喝完果乾水之後，剩下的還原梨子果肉吃起來很脆，留有許多食物纖維，但由於梨子本身的味道都跑到果乾水裡了，所以果肉幾乎沒有味道。請參考112頁起的還原果肉食譜，把它們全部吃光光。

基本
果乾水
9

蘋果

DRY FRUITS

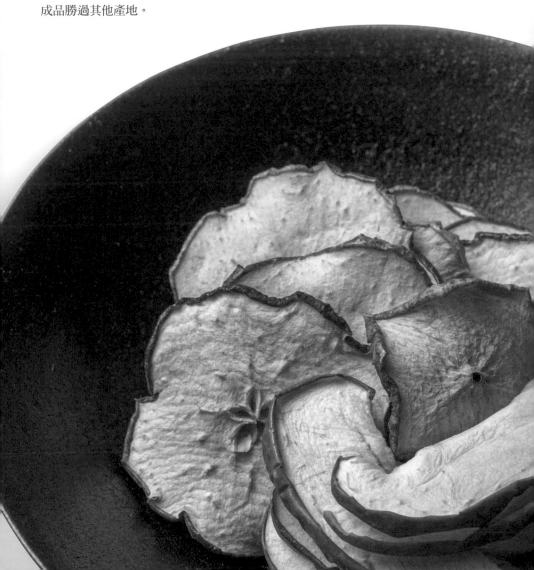

產地為日本與中國。
日本產的大顆蘋果經過徹底乾燥之後，
成品勝過其他產地。

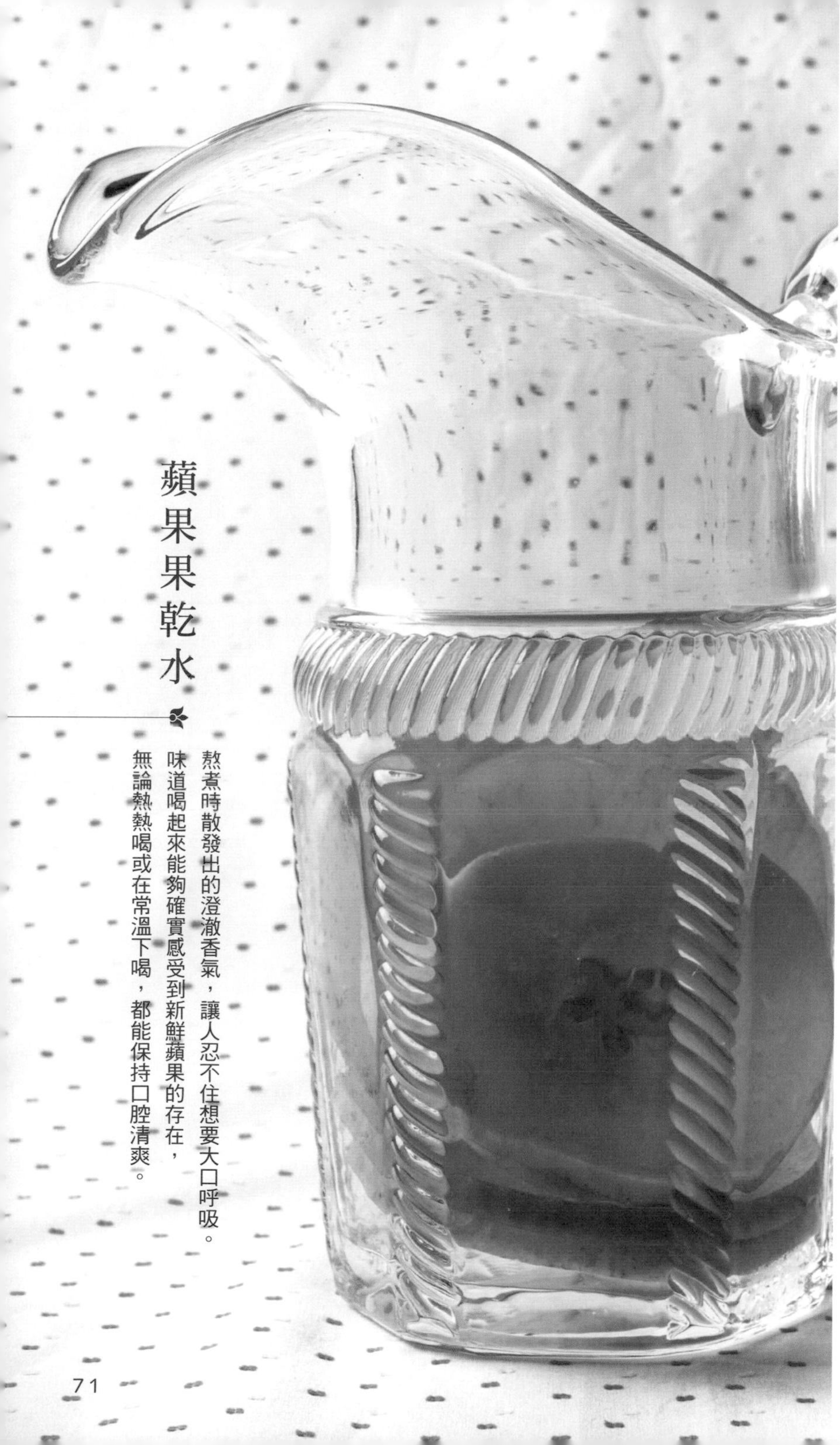

蘋果果乾水

DRY APPLE

熬煮時散發出的澄澈香氣，讓人忍不住想要大口呼吸。
味道喝起來能夠確實感受到新鮮蘋果的存在，
無論熱熱喝或在常溫下喝，都能保持口腔清爽。

蘋果果乾

蘋果

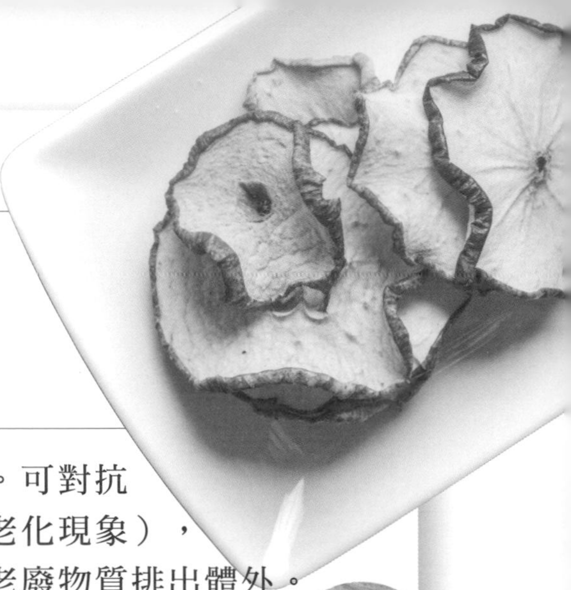

整頓身體的根本和腸胃。可對抗光老化（太陽光引起的老化現象），養成美麗肌膚，確實將老廢物質排出體外。

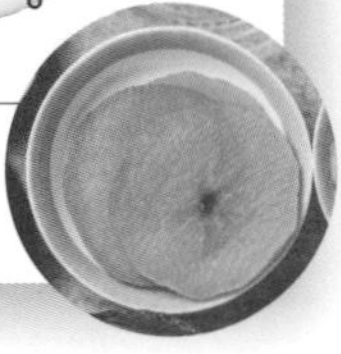

DRY APPLE

做法

把三片蘋果果乾（約十到十五克）放進鍋裡，注入七百毫升的水下去煮。水滾後轉小火，煮個十到十五分鐘。

※使用保溫杯製作時，水量為五百毫升。

【功效】

中醫學功效

生成體液，潤肺止咳，也滋潤全身。亦可止渴、促進消化吸收並醒酒、消除熱潮紅、消暑。做成水果乾後還能改善腹瀉的情況，女性吃了可抑制陰道分泌物，男性吃了可防止早洩。

營養學功效

促進胃腸蠕動。檸檬酸和蘋果酸可防止肩膀痠痛或腰痛。鉀對高血壓有效。此外，還含有能夠排出膽固醇、防止便祕、預防大腸癌的果膠，以及對抗光老化的蘋果多酚。

蘋果幫身體做大掃除，健康長壽！

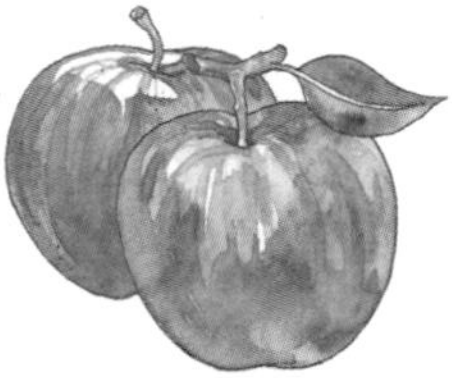

蘋果所含的維他命雖然並不比其他水果多，但有句諺語說「一天一蘋果，醫生遠離我」，蘋果就是有助於調養身體，幾乎人人都對它有著應該多吃的印象。

近幾年，科學解開了這句諺語的祕密，關鍵字就是多酚和果膠。蘋果含有好幾種多酚，兒茶素不怕水也不怕熱，抗氧化作用佳。花青素對高血壓、眼睛疲勞和老花眼有效。前花青素有助於培養不易胖體質，預防和緩和氣喘、花粉症與異位性皮膚炎等過敏現象，還可抑制癌細胞生成。槲皮素可降低致癌風險並預防癌症，因而備受矚目。

蘋果多酚具有抑制光老化的效果，所以能夠防止肌膚老化。果膠可以包覆引發重大疾病的各種老廢物質，並排出體外。

但是，大家要記住，多酚和果膠含量特別多的部分是蘋果皮，所以蘋果要連皮一起吃才不會浪費。

基本
果乾水
10

白葡萄

DRY FRUITS

中國（吐魯番）產酸甜味強烈，
伊朗產偏甜，
日本產甜味有深度，
美國產比較小粒，味道還不錯。

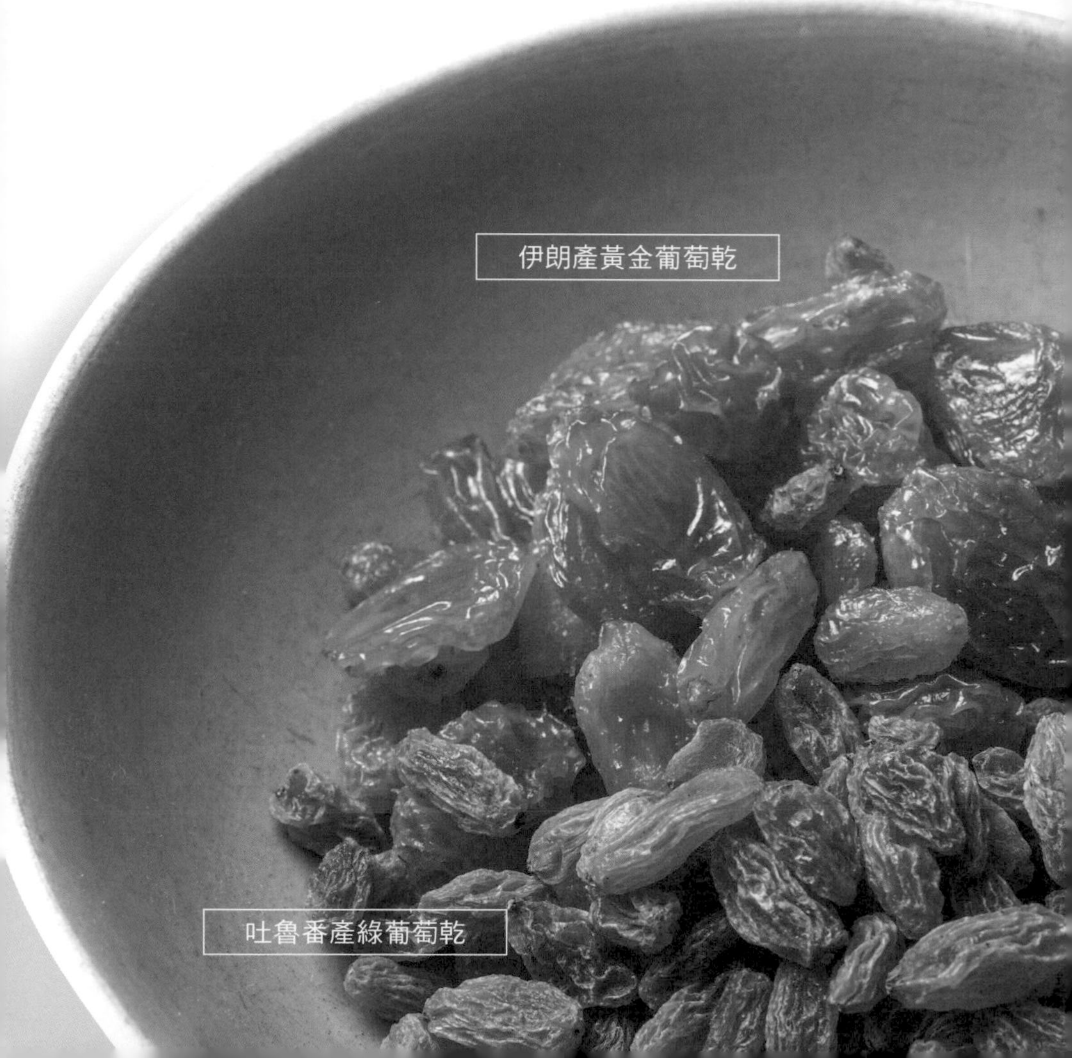

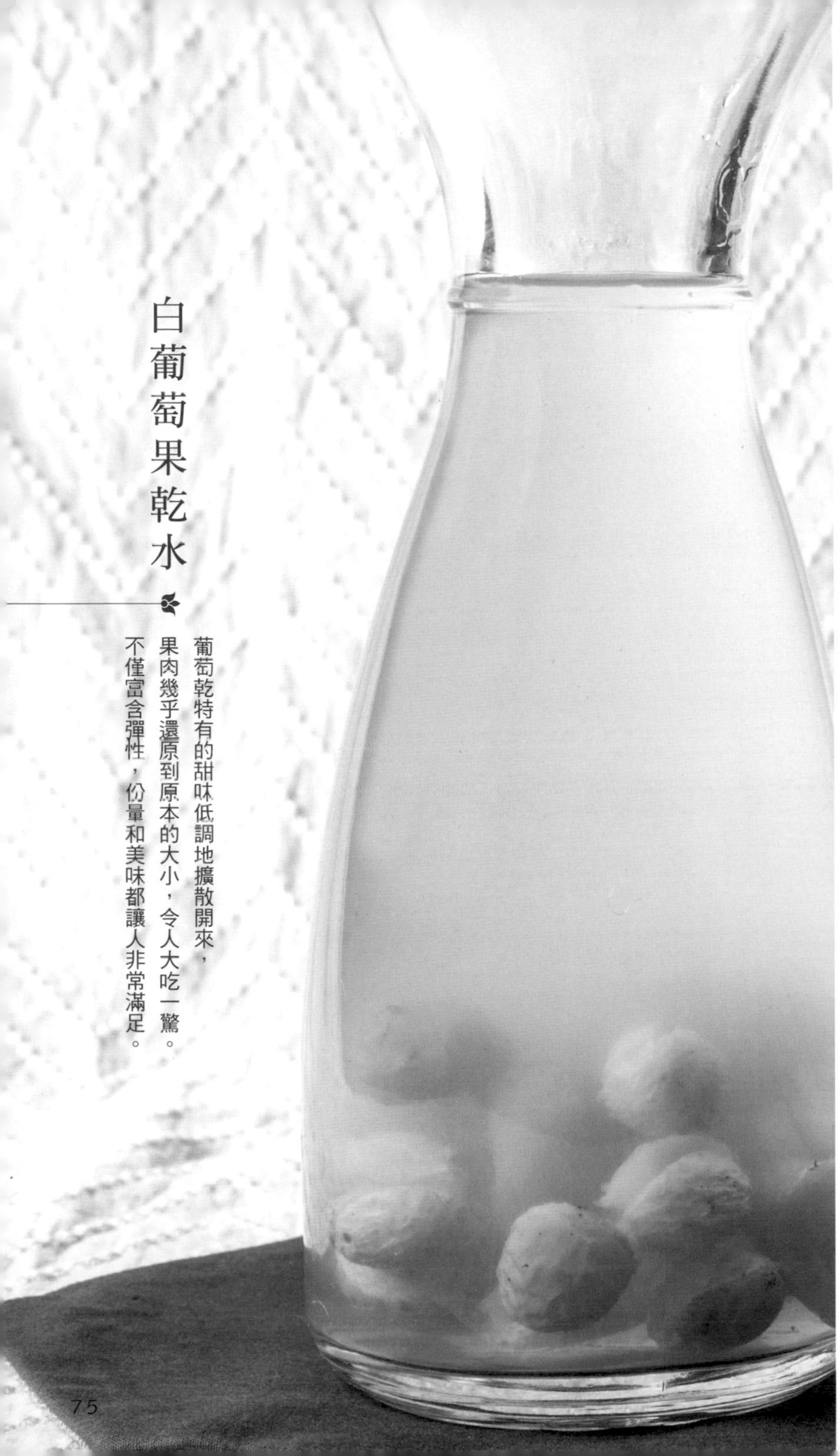

白葡萄果乾水

WHITE RAISINS

葡萄乾特有的甜味低調地擴散開來，
果肉幾乎還原到原本的大小，令人大吃一驚。
不僅富含彈性，份量和美味都讓人非常滿足。

白葡萄果乾

白葡萄

有助於消除疲勞、恢復體力、預防貧血、消除水腫，保持骨骼、頭髮、皮膚和指甲強健。不但容易買到，還很好吃。

DRY RAISINS

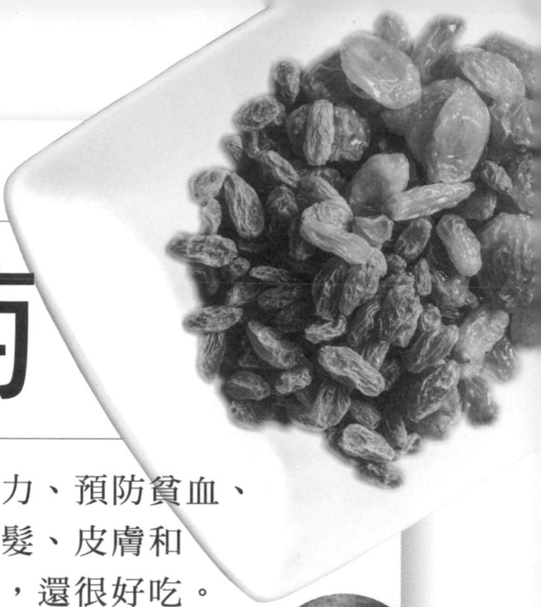

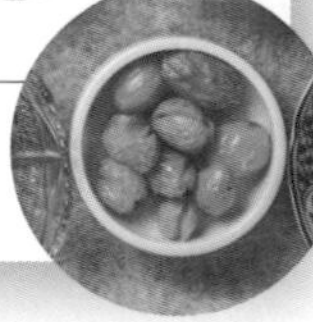

做法

把十粒白葡萄果乾（約十克）各劃上一刀，放進鍋裡，注入七百毫升的水下去煮。水滾後轉小火，煮個十到十五分鐘。

※使用保溫杯製作時，水量為五百毫升。

【功效】

中醫學功效

補充能量、補血、補肝腎、強健肌肉與骨骼。生成體液成分，抑制口渴和熱潮紅。促進尿液排出，緩和水腫。改善因血液或滋潤不足而引發的皮膚問題。

營養學功效

葡萄糖與果糖構成熱量來源，鉀具有利尿作用，鈣和鎂形成骨骼。含有可以預防貧血的鐵質、維他命，以及抗氧化、預防老化的數種多酚。

營養滿分，肌膚透亮！

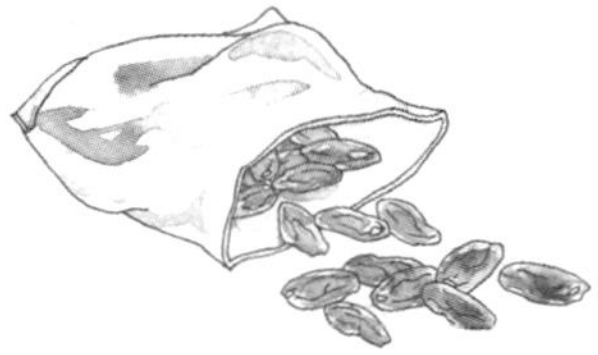

每個人都想要擁有閃耀動人的美麗肌膚，即使有了年紀，還是想讓自己對皮膚更有自信。

如果想讓皮膚呈現出漂亮的顏色，最好要讓皮膚保持健康，表面平整沒有凹凸，可以均勻地反射光線。即使膚色白皙，但如果有黑眼圈、斑點、皺紋、痘痘、毛孔和黯沉，或是表面很乾燥的話，就很難認為這樣的皮膚好看。相反地，即使膚色偏黑，但若膚質光滑柔軟，表面平整，具有彈性和活力的話，看起來就是光彩動人。

換句話說，為了擁有透亮的肌膚，我們必須把重點從膚色轉移到膚質上。

影響膚質的關鍵在於食物，吃的食物要能成為能量的來源，補血並促進血液循環，除了帶給皮膚潤澤之外，還要有預防老化的效果。這樣的食物不僅對皮膚好，還能讓心靈和身體的各個角落都綻放光彩。

這裡介紹的白葡萄果乾水，就兼具這樣的功效。

黑葡萄

DRY FRUITS

產地包括美國（加州）、西班牙、土耳其和日本。
經過熬煮之後會恢復成原來的形狀，
但無論產地是哪裡，
都還是帶枝的葡萄乾最好吃。

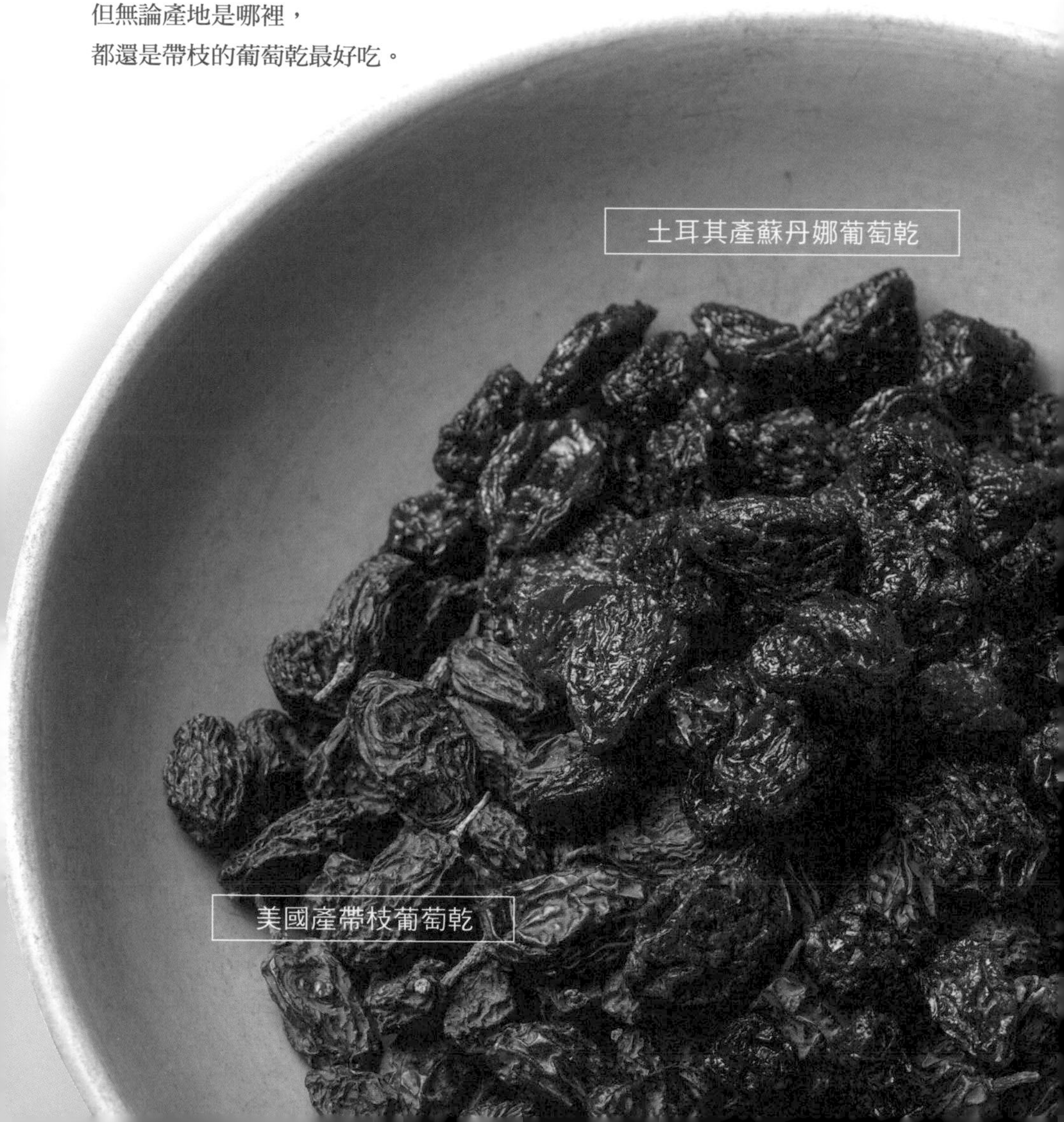

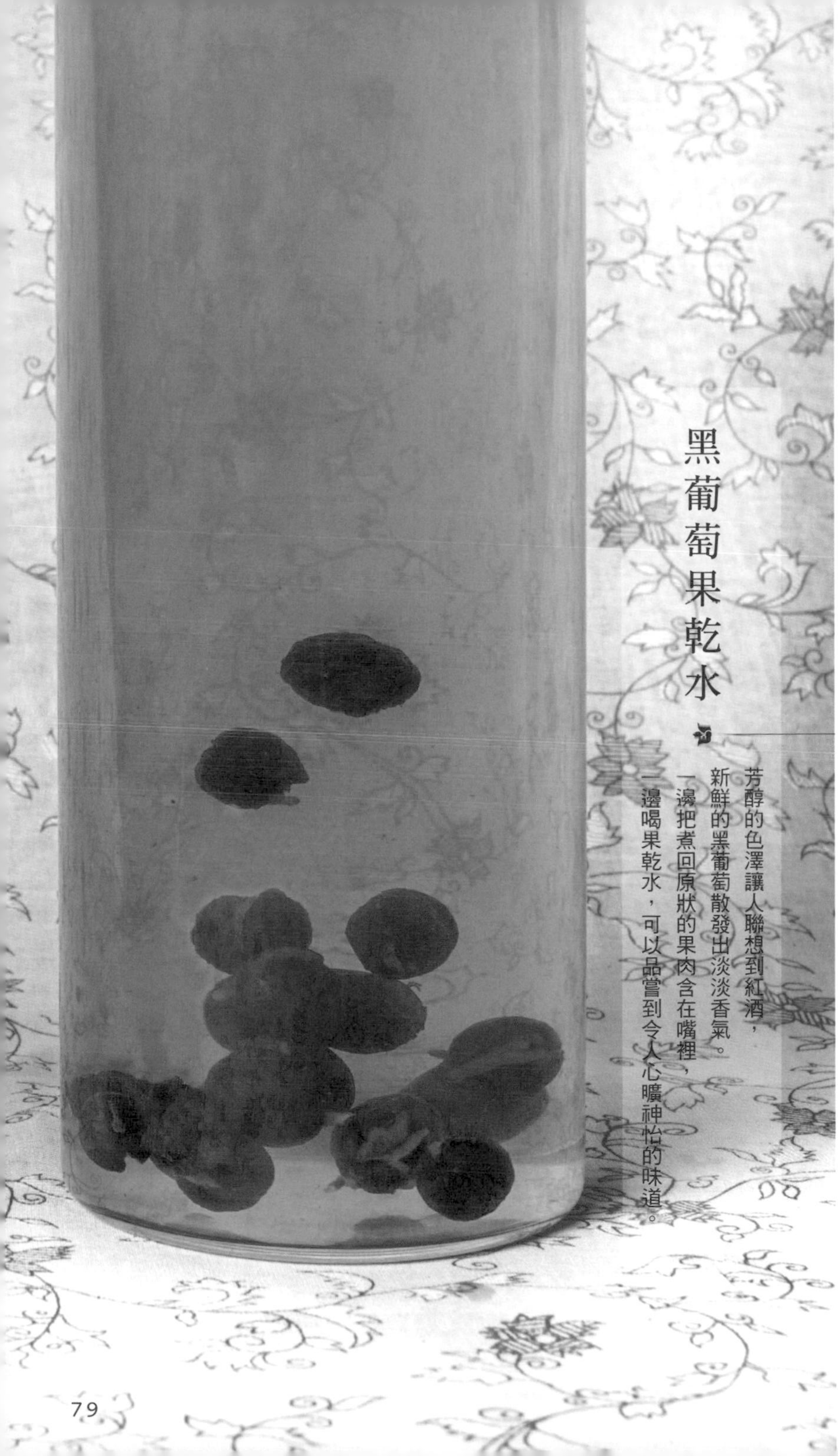

黑葡萄果乾水

BLACK RAISINS

芳醇的色澤讓人聯想到紅酒，
新鮮的黑葡萄散發出淡淡香氣。
一邊把煮回原狀的果肉含在嘴裡，
一邊喝果乾水，可以品嘗到令人心曠神怡的味道。

黑葡萄果乾

黑葡萄

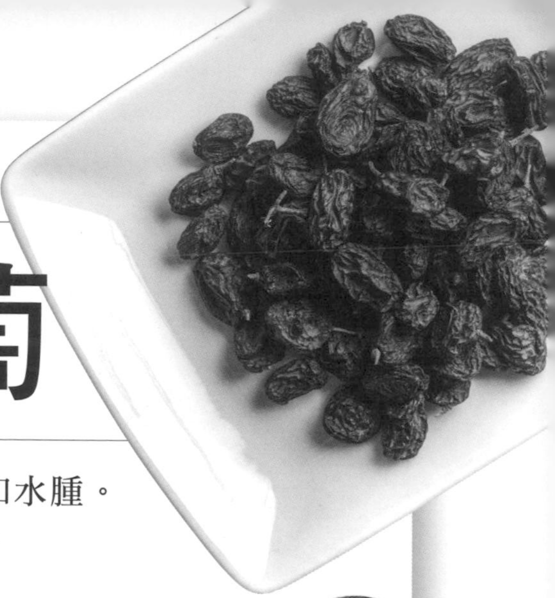

改善便祕、貧血、視力和水腫。
預防骨質疏鬆症和蛀牙，
還可有效提高免疫力。

BLACK RAISINS

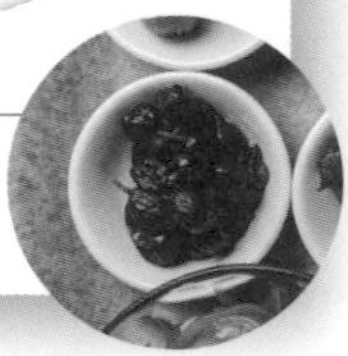

做法

把三十粒黑葡萄果乾（約十五克）各劃上刀痕，放進鍋裡，注入七百毫升的水下去煮。水滾後轉小火，煮個十到十五分鐘。

※使用保溫杯製作時，水量為五百毫升。

【功效】

中醫學功效

補充能量，補血，補肝腎，強健肌肉與骨骼。生成體液成分，抑制口渴和熱潮紅。促進尿液排出，緩和水腫。改善因血液或滋潤不足而引發的皮膚問題。

營養學功效

葡萄糖與果糖構成熱量來源，鉀具有利尿作用，鈣和鎂形成骨骼。含有可以預防貧血的鐵質、維他命，以及抗氧化、預防老化的數種多酚。

顏色較深的黑葡萄，花青素成分勝過白葡萄！

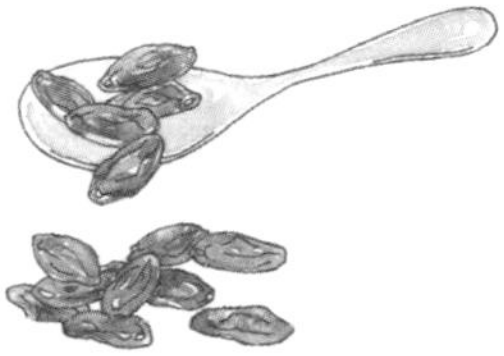

在日本，大家最熟悉、最容易買到的水果乾就是黑葡萄果乾。可能有讀者很在意黑葡萄乾的糖分和熱量，但煮過的黑葡萄果乾會恢復原本的大小，體積大約增加三倍。換句話說，如果你覺得標示重量的熱量很高，請把它想成只有三分之一就好，這樣子就會覺得喝它、吃它很值得。熬煮出來的果乾水保留了黑葡萄果乾的濃厚感，還原的黑葡萄果肉口感多汁，你一定會愛上它們。

黑葡萄果乾可以彌補我們每天的辛勞，它含有的葡萄糖和果糖會在人體中迅速轉換成能量，最適合用來製作營養飲料。另外，它還有一個特色是含有許多可代謝脂肪和碳水化合物的維他命B6，推薦給有脂肪肝、腹部贅肉和常喝酒的人。此外，黑葡萄果乾還能維持皮膚、指甲和牙齒的健康，而且富含可預防貧血、美化膚色的鐵質。對於安定精神、消除壓力也有用處。

不僅如此，黑葡萄果乾的黑色果皮還含有能夠改善視力、預防血栓和治療糖尿病的花青素。黑葡萄的澀味具有殺菌效果，含有許多可擊退病毒或蛀牙細菌的兒茶素與單寧酸。

基本
果乾水
12

桑椹

DRY FRUITS

伊朗產或土耳其產的桑椹以甜味為主，
中國產和日本產多帶酸甜，
它們全都讓人很難割捨，
所以請大家自己嘗試再決定。

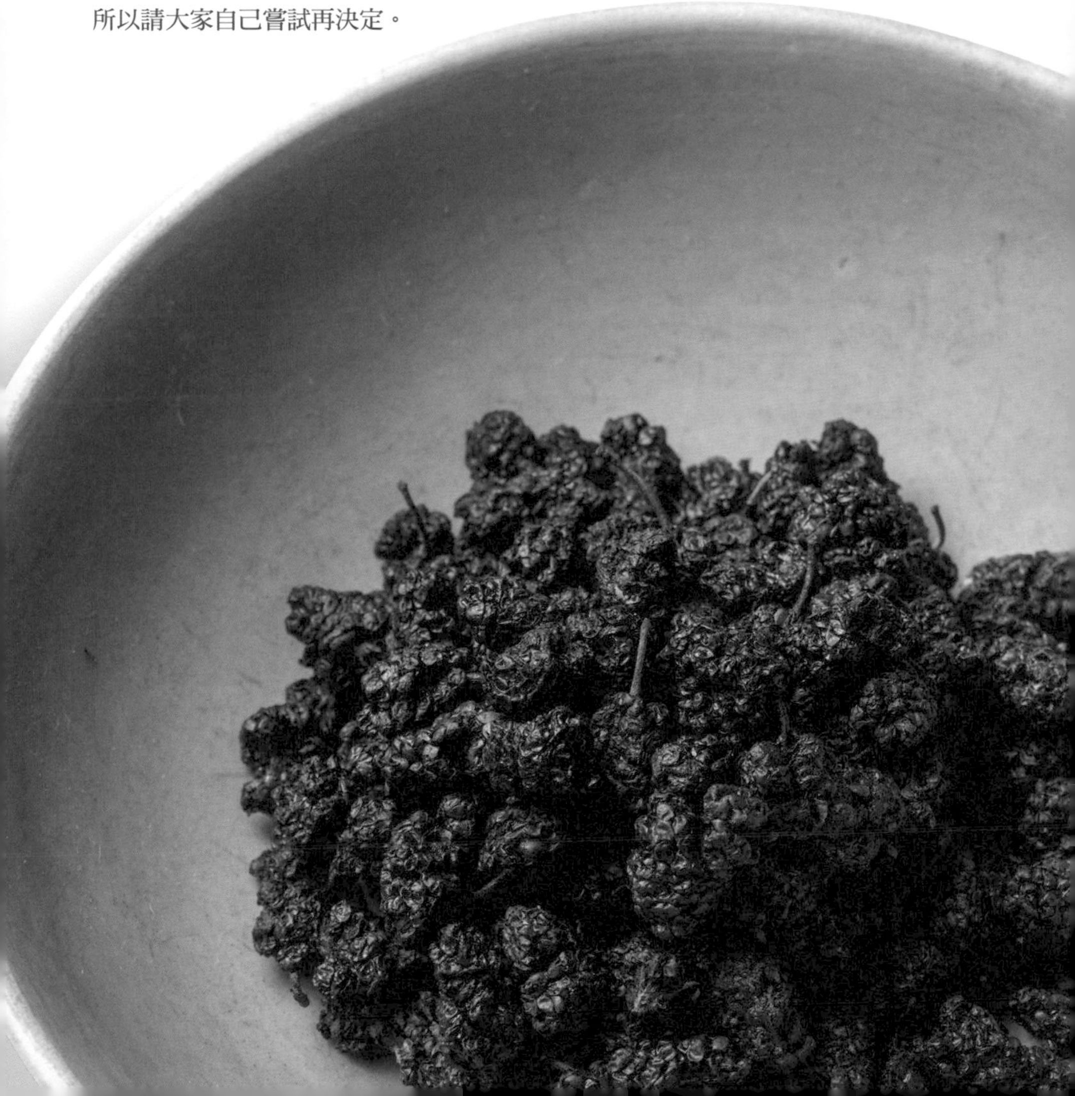

桑椹果乾水

DRY MULBERRY

桑椹果乾水呈現出彷彿整顆桑椹都溶化其中的紫色，
而且帶有微微的酸甜味。
熬煮過的桑椹果實味道沉穩，在嘴裡滑順地擴散開來。

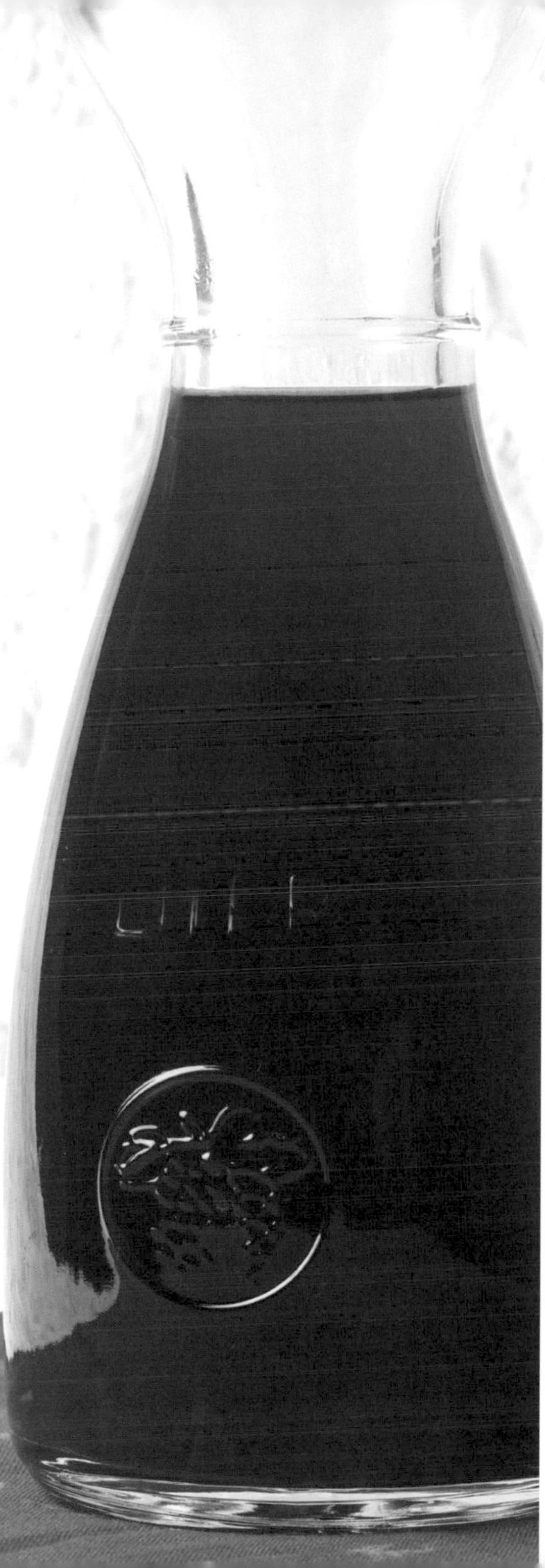

桑椹果乾

桑椹

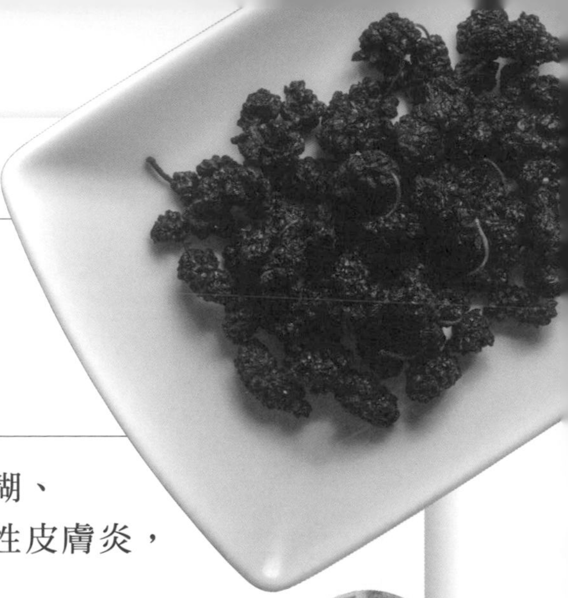

可用於乾眼症、視力模糊、
白頭髮、花粉症和異位性皮膚炎，
亦可強化微血管。

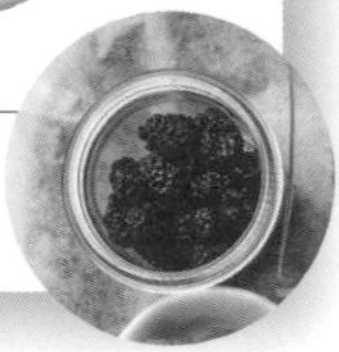

DRY MULBERRY

做法

把十顆桑椹果乾（約十克）放進鍋裡，注入七百毫升的水下去煮。水滾後轉小火，煮個十到十五分鐘。

※使用保溫杯製作時，水量為五百毫升。

【功效】

中醫學功效

桑椹果乾補血、補肝腎，可作為滋養強壯藥和止痛藥，對貧血、頭暈、視力模糊、口渴、白頭髮、便祕、耳鳴和糖尿病等有效。

營養學功效

維他命、礦物質和必需胺基酸的含量豐富，此外還含有抗氧化力強大的花青素和類黃酮，能夠改善視力、緩和花粉症的症狀、強化微血管和降血糖。

強化微血管，防止眼睛老化

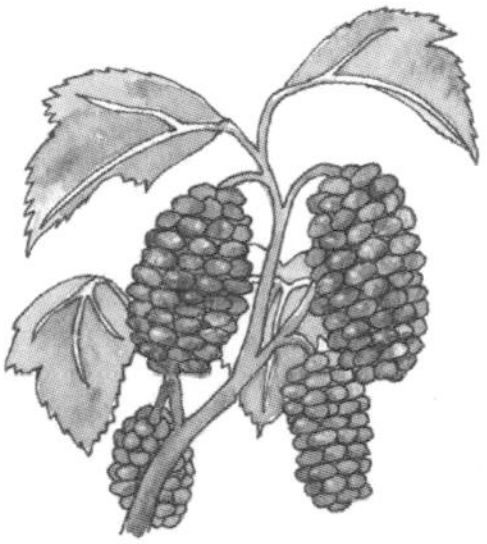

自古以來，中國人就把桑樹的每個部分都用來做成中藥的原料，包括果實、葉子、皮、根和樹枝都是。其中，桑椹對人們來說很熟悉，乾燥後可用作中藥，而新鮮果實則拿來食用。

中醫學認為，當血量增加，皮膚就會散發光澤，當血量減少，皮膚就容易乾燥。桑椹果乾因為可以有效補血而受到重用，是血量不足導致失眠、白頭髮、掉髮、視力模糊、指甲問題時常用的處方。

近幾年，桑椹果乾成了備受歐美人矚目的超級食物。

桑椹之所以會成為超級食物，原因在於花青素的卓著功效。除了有抗老化的效果之外，它還可以加速血液流動和肝臟的糖分代謝，在飯前或飯中多吃桑椹，可以減緩血糖值上升的速度。再加上它具有改善視力與緩和花粉症的效用，所以當然會有很多人認為一定要試試看。

基本
果乾水
13

蔓越莓（小紅莓）

DRY FRUITS

以美國產和拉脫維亞產為主流。
美國產和加糖的產品都很好吃，
但拉脫維亞產的無添加乾燥蔓越莓更是無敵。

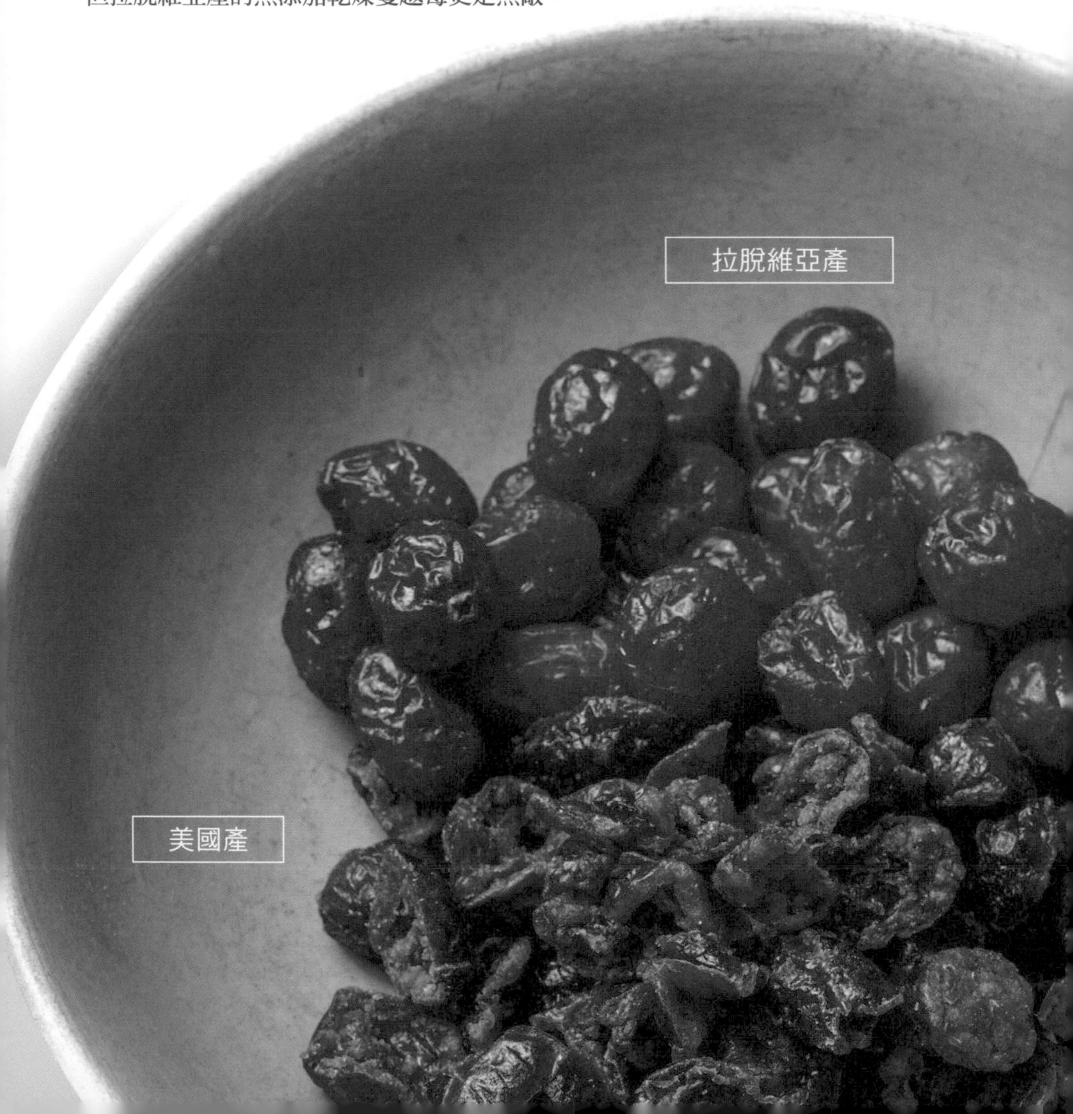

蔓越莓果乾水

DRY CRANBERRY

甜味和酸味的平衡恰到好處，
香味也是絕妙，讓口中充滿細微的酸甜味。
疲倦時喝了會忍不住露出笑容，這或許就是最大的關鍵。

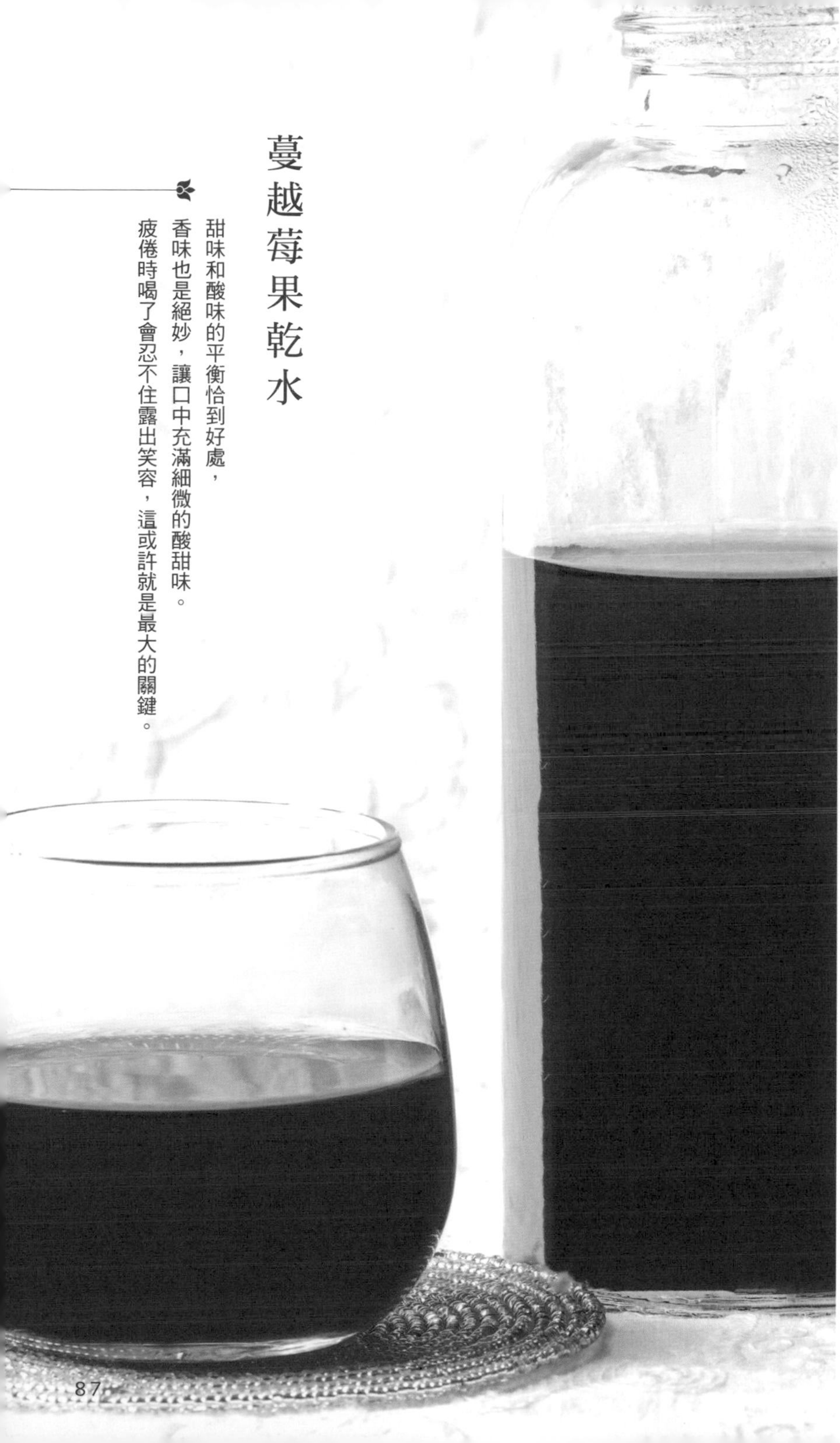

蔓越莓果乾

蔓越莓

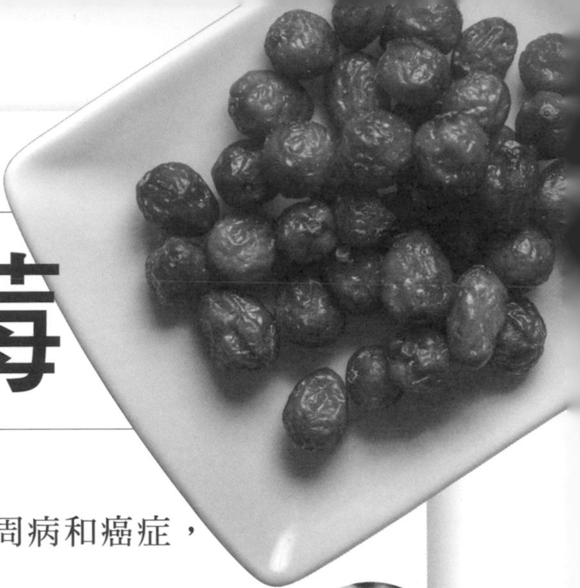

預防膀胱炎、尿道炎、
尿液異臭、腎臟病、牙周病和癌症，
並且把壞菌通通排除！

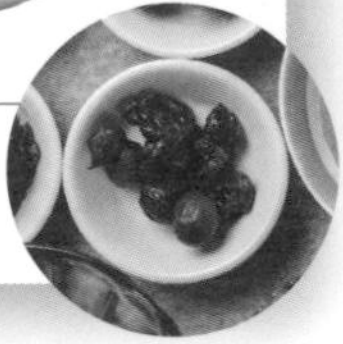

DRY CRANBERRY

做法

把十顆蔓越莓果乾（約十五克）放進鍋裡，注入七百毫升的水下去煮。水滾後轉小火，煮個十分鐘。

※使用保溫杯製作時，水量為五百毫升。

【功效】

中醫學功效

滋養肝腎功能，消除倦怠感、頭重感、水腫、眼睛疲勞和視力模糊。可生津潤肺並止渴，亦可改善肌膚問題、花粉症和過敏。

營養學功效

代表成分為原花青素，其抗氧化力是維他命C的二十倍，可以守護全身的健康。含有抗老化的維他命A、C、E，以及消除眼睛疲勞的花青素。

具強力的抗氧化作用，能全面預防感染

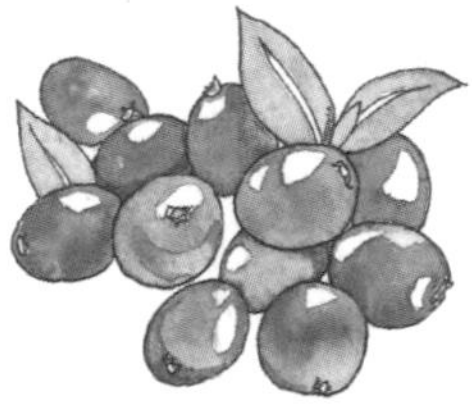

蔓越莓果乾原本是北美原住民族用來度過漫長寒冬的保存食品，也是一種藥物。後來，前來開墾的英國人得知它除了是保存食品之外，還可以作為健胃整腸劑並預防在航海時罹患壞血病，於是便開始大規模栽種蔓越莓。

然後，蔓越莓開始被用來當作果汁和麵包的材料，或是做成感恩節與聖誕節火雞大餐必備的蔓越莓醬汁，至今仍然是美國人生活中很重要的好滋味。

若從科學角度來分析美味的蔓越莓，還是會認為它具有超級食物般的優異功效。

就目前已知的資訊來說，蔓越莓具有強效的抗氧化和消炎殺菌作用，可說是天然的抗生素。它的抗氧化作用對身體、肌膚、心和大腦都有效，可以維持全身的年輕與健康。此外，它的消炎抗菌作用可以對付經由細菌感染或是有發炎的疾病，例如幽門螺旋桿菌、牙周病、蛀牙、胃潰瘍和流感等等，尤其又以治療尿道感染的功效最受矚目。

在香港，生病了就要多喝水是治療的基本原則。既然要攝取水分，那就要喝免疫力強大的蔓越莓果乾水，讓你喝得美味又健康！

基本
果乾水
14

柳丁

DRY FRUITS

美國、巴西、西班牙、義大利、墨西哥等地都有生產。
我推薦南非和泰國產的無添加乾燥切片柳丁。

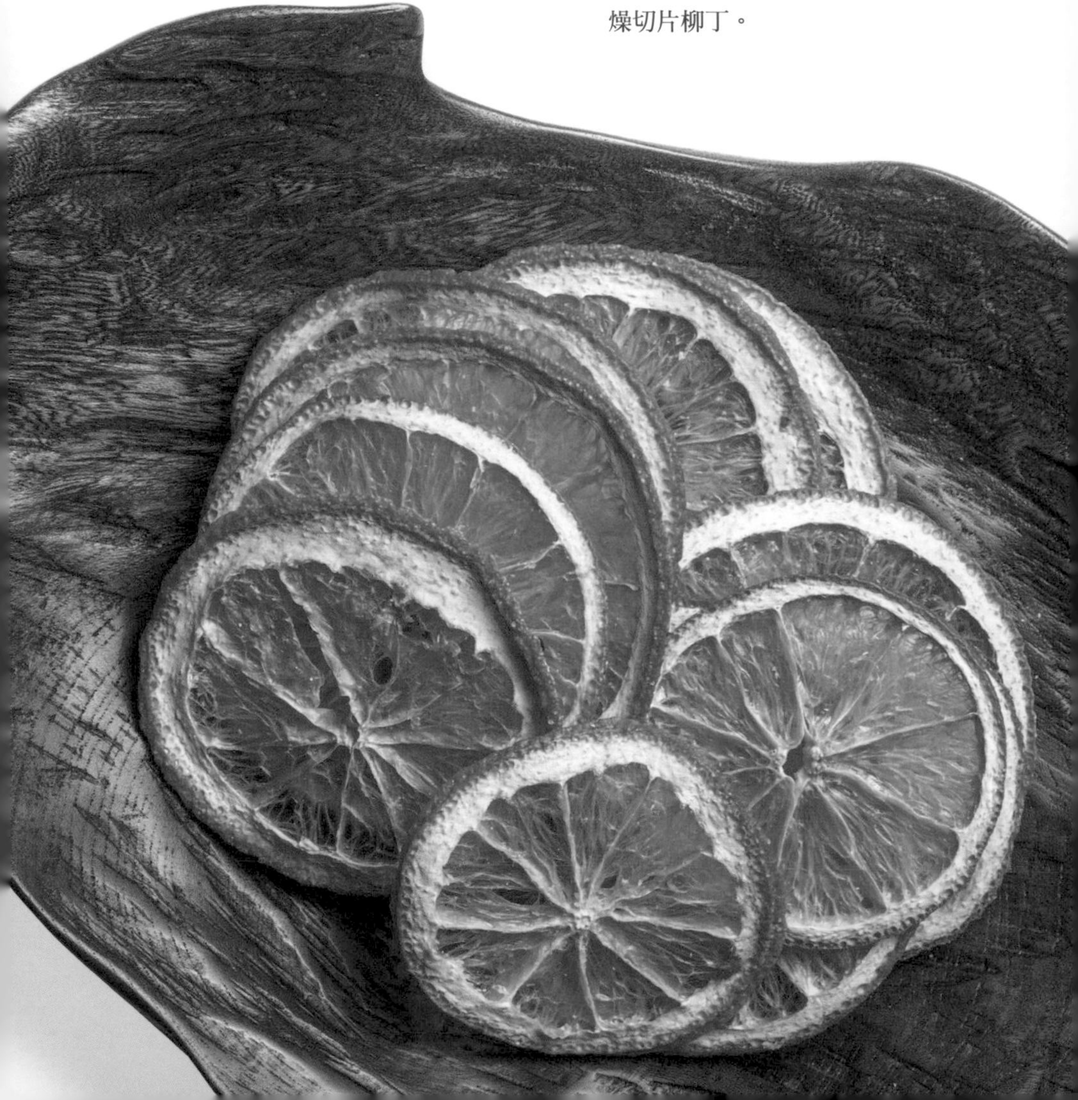

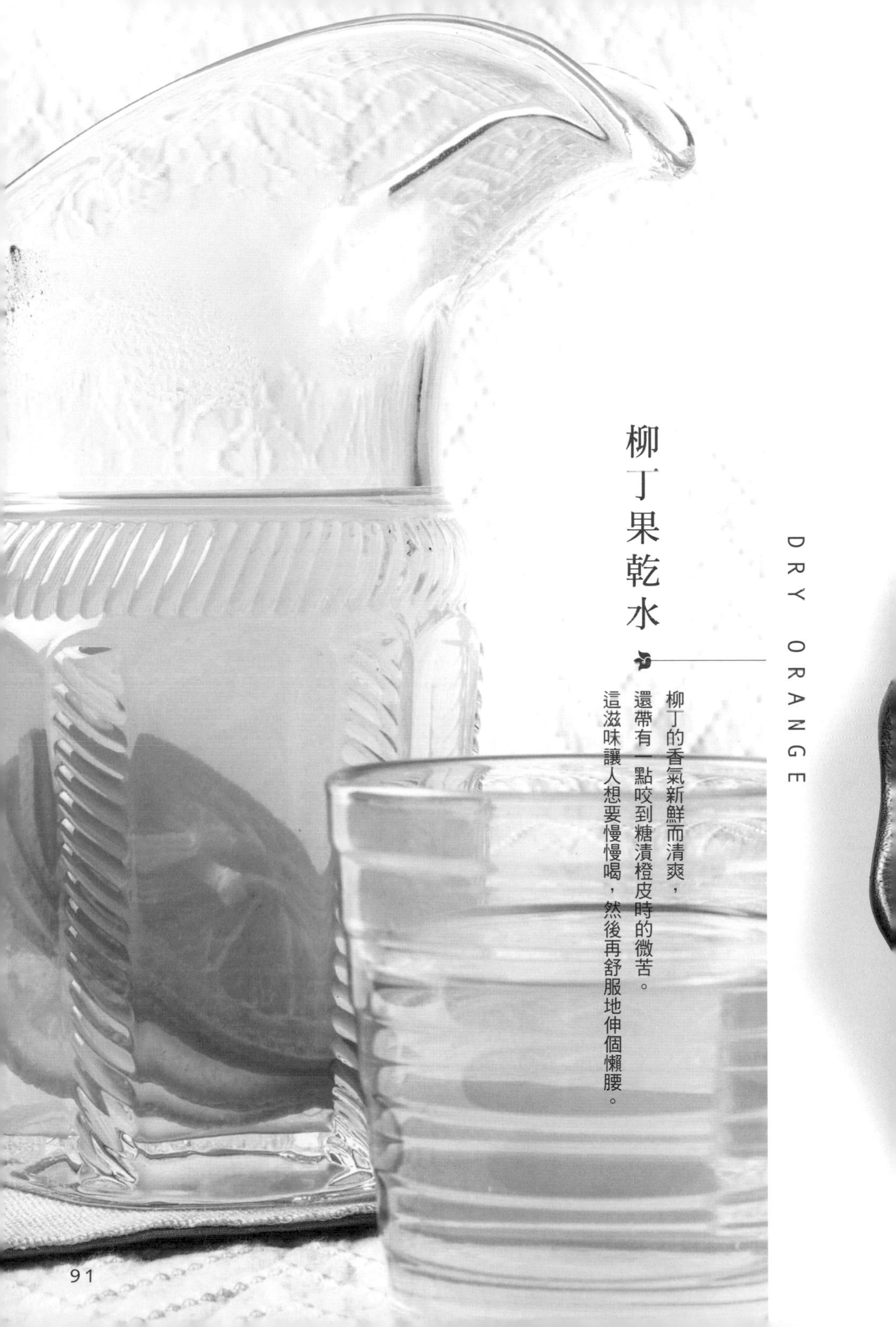

柳丁果乾水

DRY ORANGE

柳丁的香氣新鮮而清爽，
還帶有一點咬到糖漬橙皮時的微苦。
這滋味讓人想要慢慢喝，然後再舒服地伸個懶腰。

柳丁果乾

柳丁

推薦給平時胃不好、
精神容易疲勞、
皮膚粗糙和想要瘦身的人。

DRY ORANGE

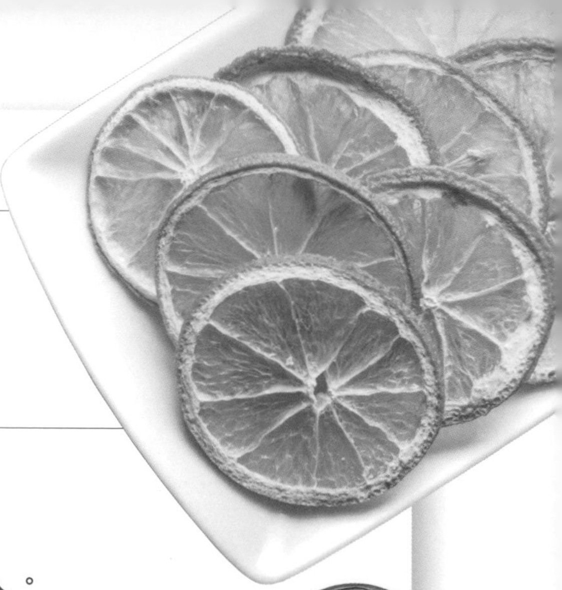

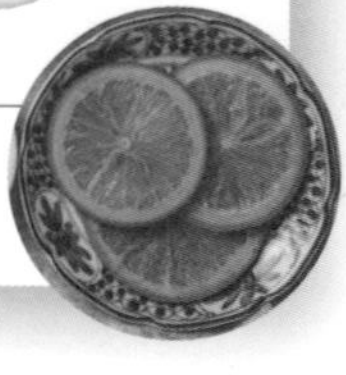

做法

把十克的柳丁果乾放進鍋裡，注入七百毫升的水下去煮。水滾後轉小火，煮個十到十五分鐘。

※使用保溫杯製作時，水量為五百毫升。

【功效】

中醫學功效

增進食慾，整治胃氣（掌管胃部機能的氣）。可用於打嗝、噁心、嘔吐、食慾不振和胸悶。生津止渴，潤肺、止咳、化痰。還可促進母乳分泌。

營養學功效

除了含有維他命C和礦物質之外，柳丁最大的特色是可強化微血管與改善血流的橙皮苷，以及對抗肥胖和脂肪肝的肌醇（俗稱維他命B8）。另外，其芳香成分含有檸檬油精，對神經疲勞有效。

要消除壓力就靠柳丁！

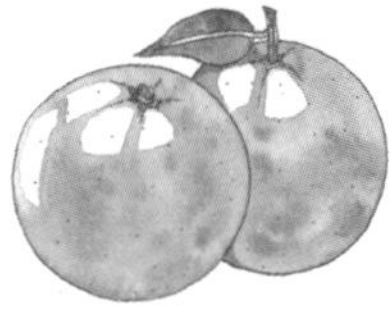

說起來，壓力就是指人受到外界刺激所引發的緊張狀態。外界刺激大致可分為三類，第一類是天氣或噪音之類的環境因素。第二類是睡眠不足或疾病等生理因素。第三類則是人際關係或工作等社會因素。也就是說，我們在日常生活中受到的各種刺激，就是造成壓力的來源。

但是，每個人對壓力的感受都不一樣，有時候也會受到個性的影響。壓力分為讓人積極向上的正面壓力和令人痛苦的負面壓力，端看受到刺激的人腦感到愉快與否。

另外，壓力對身體造成的影響也要視體質而定，有些人壓力大時皮膚會變差，有些人則是胃腸出問題、疲勞或想睡。相較於有人壓力大時會暴飲暴食，有些人則是吃不下飯。

柳丁的香氣可以紓解身心，果肉本身也對身體有功效。溫熱的柳丁果乾水可以讓身心都溫暖起來，保持在舒適的狀態。你要不要也來試做看看呢？

基本
果乾水
15

金桔

DRY FRUITS

金桔原產於中國，
現在台灣產和日本產也很普遍。
建議選用留有鮮艷顏色、
完全乾燥的切片金桔。

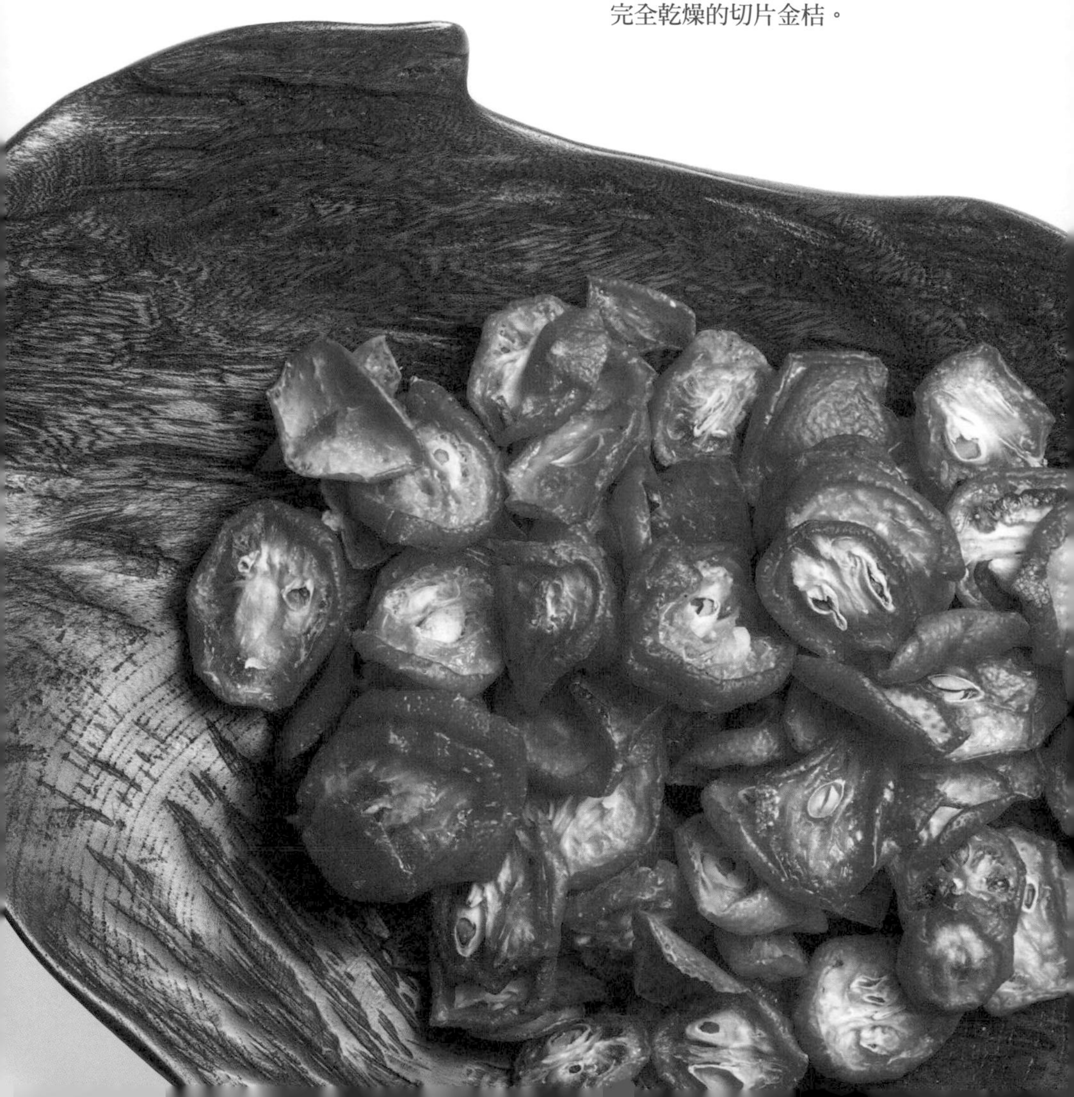

金桔果乾水

DRY KUMQUAT

雖然有點苦有點酸，
卻也同時帶有用「甘露」來形容這很貼切的甜味。
無論精神好還是疲憊的時候，都希望有這樣的味道陪伴在身旁。

金桔果乾

金桔

心情低落、腹脹、
疲勞、喉嚨不適時，
一定要試試看。

DRY KUMQUAT

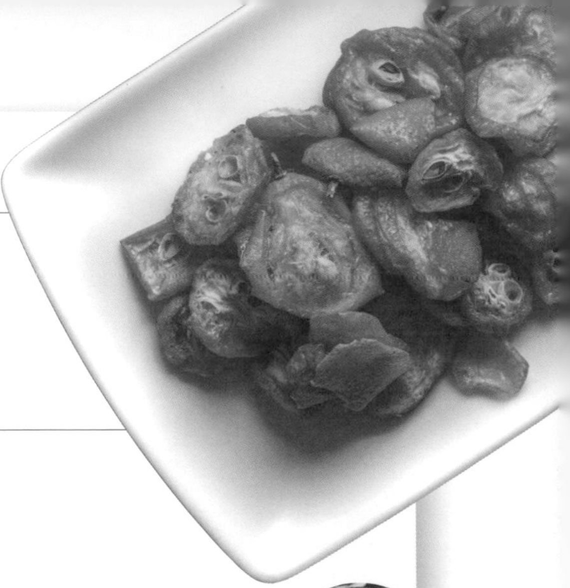

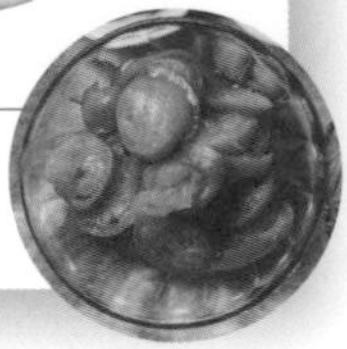

做法

把十到十五克的金桔果乾放進鍋裡，注入七百毫升的水下去煮。水滾後轉小火，煮個十到十五分鐘。

※用熬煮的比使用保溫杯製作更好喝。

【功效】

中醫學 功效

金桔能夠理氣，所以可做為情緒低落、腹脹、女性生理期來臨前心情浮躁或乳房脹痛時的處方。金桔皮可以止咳化痰，種子可以消除水腫。

營養學 功效

金桔皮含有豐富的維他命C、鈣、橙皮苷和β-隱黃素。果實含有β-胡蘿蔔素、維他命B1、B2、C、鈣、鉀和菸鹼酸。

用來裝飾可以開運，吃了有助於健康長壽

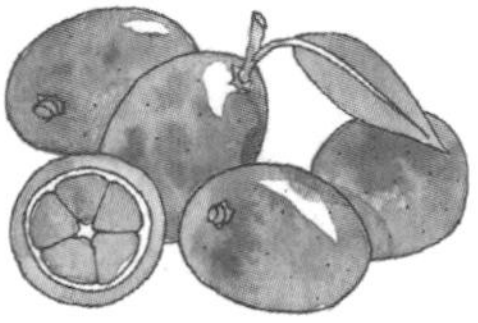

在香港，每到農曆春節，人們就會把金桔放在飯店、公司或家門口當成裝飾，就像日本人會在過年時擺門松一樣。

金桔的桔和吉同音，很吉利。黃色的果實看起來很像黃金，果樹結出許多果實就是人吉，更是好兆頭。除此之外，香港人還會在金色的金桔之間放上裝有壓歲錢的紅包袋，稱為「利是」。

在香港，紅、黃（金）、綠是吉祥的顏色。紅色代表「福」，黃色代表「祿」，綠色則代表「壽」，而紅包袋、金桔果實和葉子各是紅、黃、綠，剛好湊成了福祿壽。

春節結束後，香港人會把金桔的果實直接乾燥做成中藥食材，或者用砂糖、鹽巴醃起來，做成保存食品。每戶人家前面擺出來的金桔，就是代表那一家人一年要吃的量。這也有著一整年都不必為錢煩惱的含意。

金桔可以潤喉爽聲，如果想要發出美妙的嗓音，就每天喝金桔果乾水吧！

【站著喝的文化與果乾零食】

無論男女老少，大家都大口喝了就走。他們喝的是一種中藥飲料，尤其在商業區周邊，幾乎每個街角都可看到在販賣這種中藥飲料的茶鋪。店裡擺著許多用透明玻璃蓋住的碗，每當有客人來買就打開蓋子，讓客人拿起來大口大口地喝。因為是常溫的，所以既不會燙口，也不會冰到寒氣直衝腦門。大部分的香港人一週大概會喝兩到三次這種中藥飲料，它們的總稱是「涼茶」。

至於為什麼要大口大口地喝，原因在於「熱氣」。這是在香港經常聽到的詞彙，像是：「這種食物太熱氣了，不好。」或是「現在很熱氣，來喝杯涼茶吧」之類的。所謂的熱氣就是積存在體內的熱，容易引發便祕、喉嚨痛、長痘痘、起疹子或感冒。香港人認為，為了維持日常生活中的健康與美容，就必須讓體內積存的熱氣冷卻下來。

這在中醫學上稱為「內熱」。因感冒等原因發燒時，這種熱稱為「實熱」，屬於外顯的熱。相較之下，不外顯而悶在體內的熱稱為「內熱」，香港人稱此為「熱氣」。如果你認為體溫正常就是健康的話，那就大錯特錯了。為了維持健康與美容，管理內熱是很重要的。舉例來說，要是常吃炸物或洋芋片等用油製作的食物，體內就容易積熱。「今天很熱氣，所以別吃炸物，改吃點清爽的、可以冷卻熱氣的東西吧！」香港人之間經常有著這樣的對話。

還有一種叫做「涼果」的零食可以冷卻熱氣，在水果乾上灑上具有冷卻熱氣效果的中藥粉。這在平時可以當作零食，不過在喉嚨痛、身體不適、暈車或暈船時，香港大媽也會拿出來給你吃，某方面類似大阪歐巴桑會隨身攜帶糖果一樣。從以前到現在，香港人所吃的零食就是以水果乾或堅果為主，很多人都會一邊看電視，或是一邊工作一邊吃。如今全世界都在流行南瓜籽和枸杞這些乾貨，還被人們稱為超級食物，但香港人從很久以前就天天在吃了。

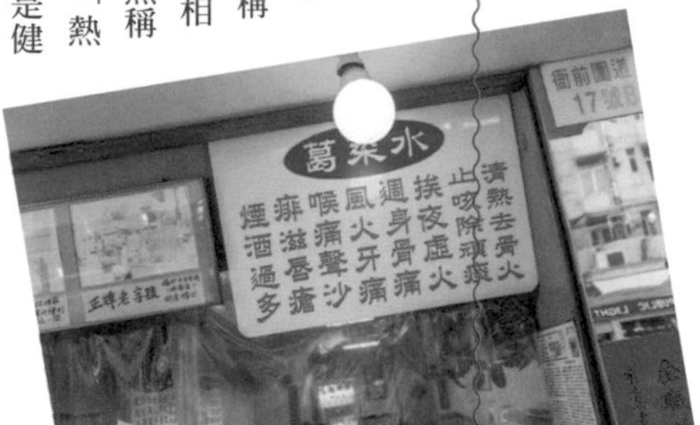
葛菜水
清熱去骨火
止咳除頑痰
挨夜虛火
週身骨痛
風火牙痛
喉痛聲沙
痱滋唇瘡
煙酒過多
17

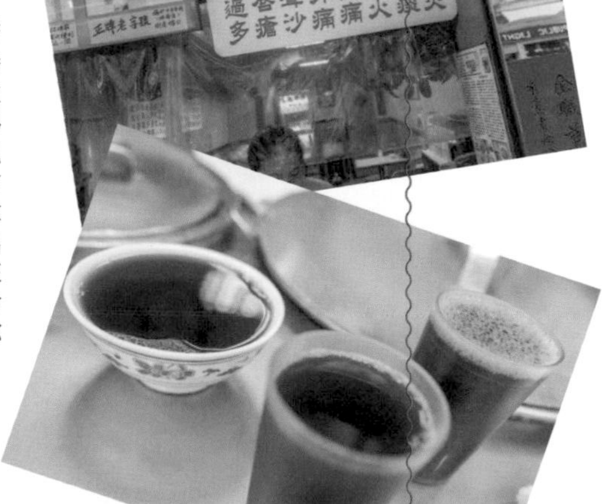

chapter

3

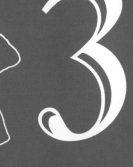

用最強的組合
提升功效！

重返年輕的複合果乾水

水果藥方飲料（溫熱果乾水）
本來是用來維持健康和延緩老化，
如果把多種材料混搭，就能得到多重功效。
本章就來介紹四種最強大的重返年輕複合飲。

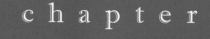

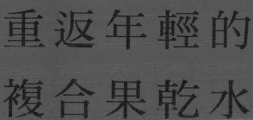

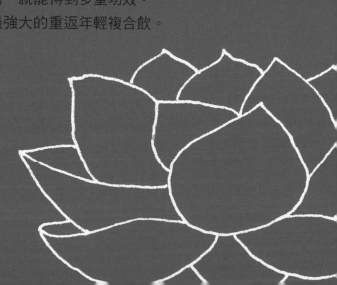

讓人重返年輕，效果倍增的複合果乾水

只用一種水果乾來製作本書介紹的溫熱果乾水當然也可以，但如果把好幾種水果乾混搭使用，就能做出讓人重返年輕的複合飲料，味道和功效都會更好。這裡雖然只介紹了四種，但大家可以參考126頁的水果乾功效速查表來自行混搭。

把煮好的果乾水和水果乾一起放進果汁機裡打，馬上就成了溫熱的果泥。效果不變，又可以把煮回原狀的果肉一起吃掉，味道和口感將一百八十度大轉變，再次體會到新的樂趣。這樣的話，就不用煩惱煮回原狀的果肉要怎麼吃了。

楊高木祐子特製「男女通用的重返年輕複合飲」

除了女性之外，男性的外表和整個人散發出來的氛圍，也會隨著年齡產生很大的改變。男性朋友們應該也希望自己的內在和外在都比實際年齡年輕吧？

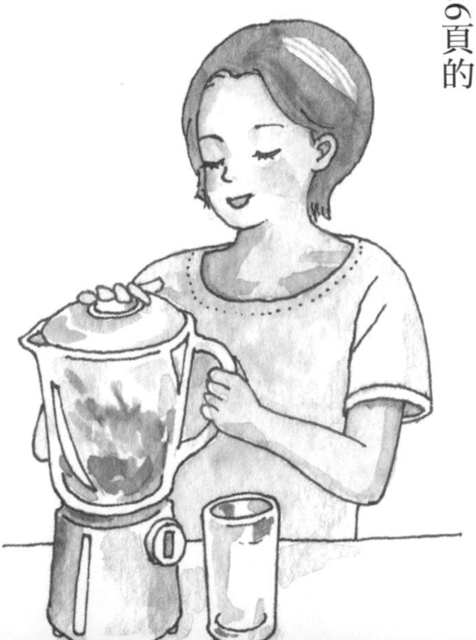

在健康長壽的香港，外表和身體都比實際年齡年輕的人多如牛毛。為什麼這麼多香港人都充滿年輕又有活力呢？這仍然是因為香港人很貪心，他們想要健康長壽，不放棄追求年輕，並且願意為此付出許多努力。

為了讓大家看起來更年輕有活力，抱著自認還很年輕的自信，我要在這裡為各位介紹四種混搭多種水果乾製作而成的「男女通用重返年輕複合飲」。

肌膚重返年輕複合飲：擁有緊緻而有光澤的肌膚。

嗓音重返年輕複合飲：擁有宏亮的好聲音。

身體重返年輕複合飲：讓身體無論內在或外在都比實際年齡年輕。

心靈重返年輕複合飲：常保開朗，充滿好奇心。

下一頁，我們將從「讓肌膚重返年輕的複合飲」開始介紹。

什麼？你說你想讓皮膚、嗓音、身體和心靈全都變年輕？

那麼，請你先從「讓心靈重返年輕的複合飲」開始閱讀。

因為，若要保持健康長壽，心靈的健康是最基本的。

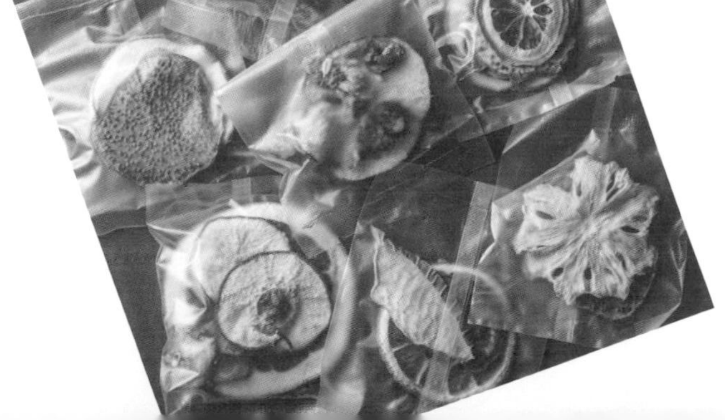

果乾水

肌膚重返年輕 複合飲

- 芒果
- 鳳梨
- 黑葡萄
- 薏苡仁

SKIN-CARE

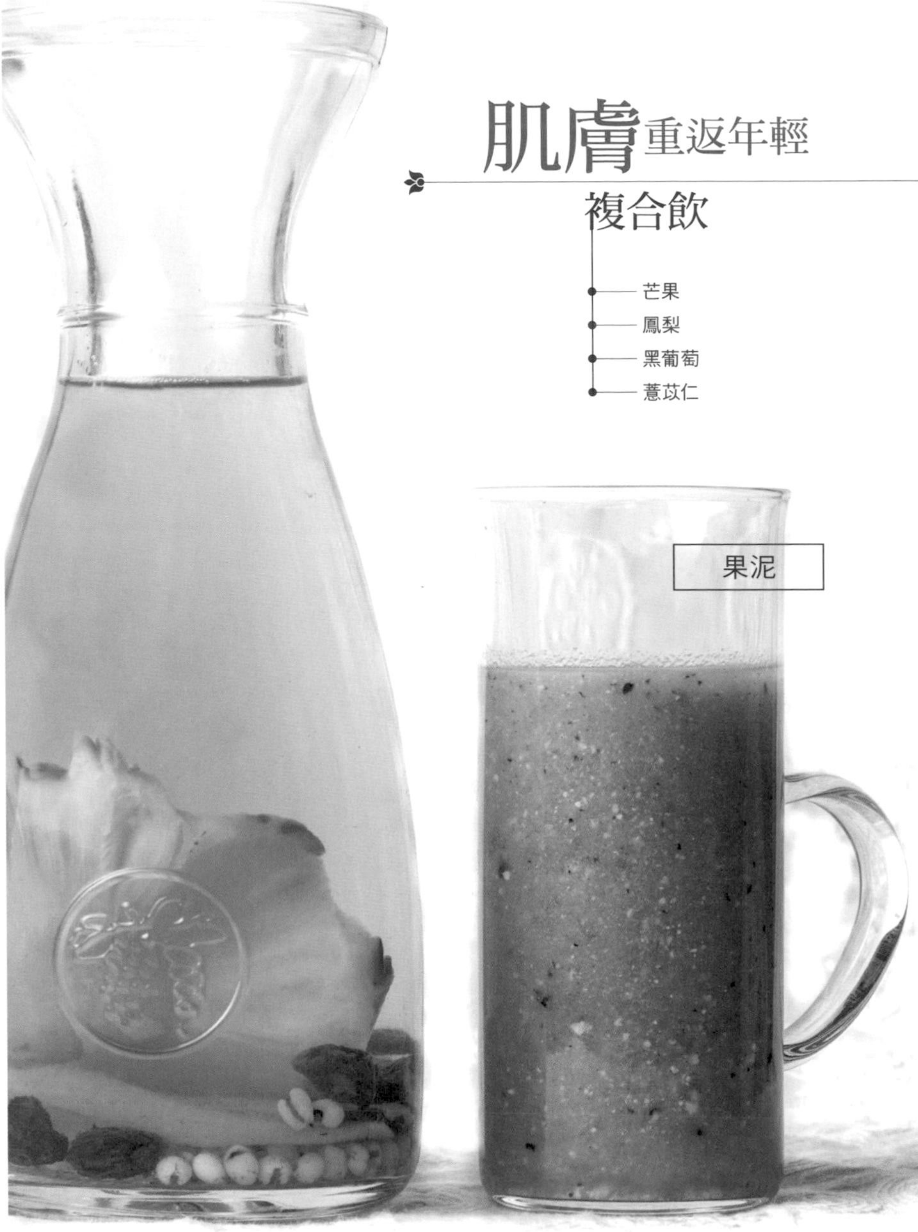

果泥

嗓音重返年輕
複合飲

- 陳皮
- 金桔
- 梨子
- 杏桃

VOICE-CARE

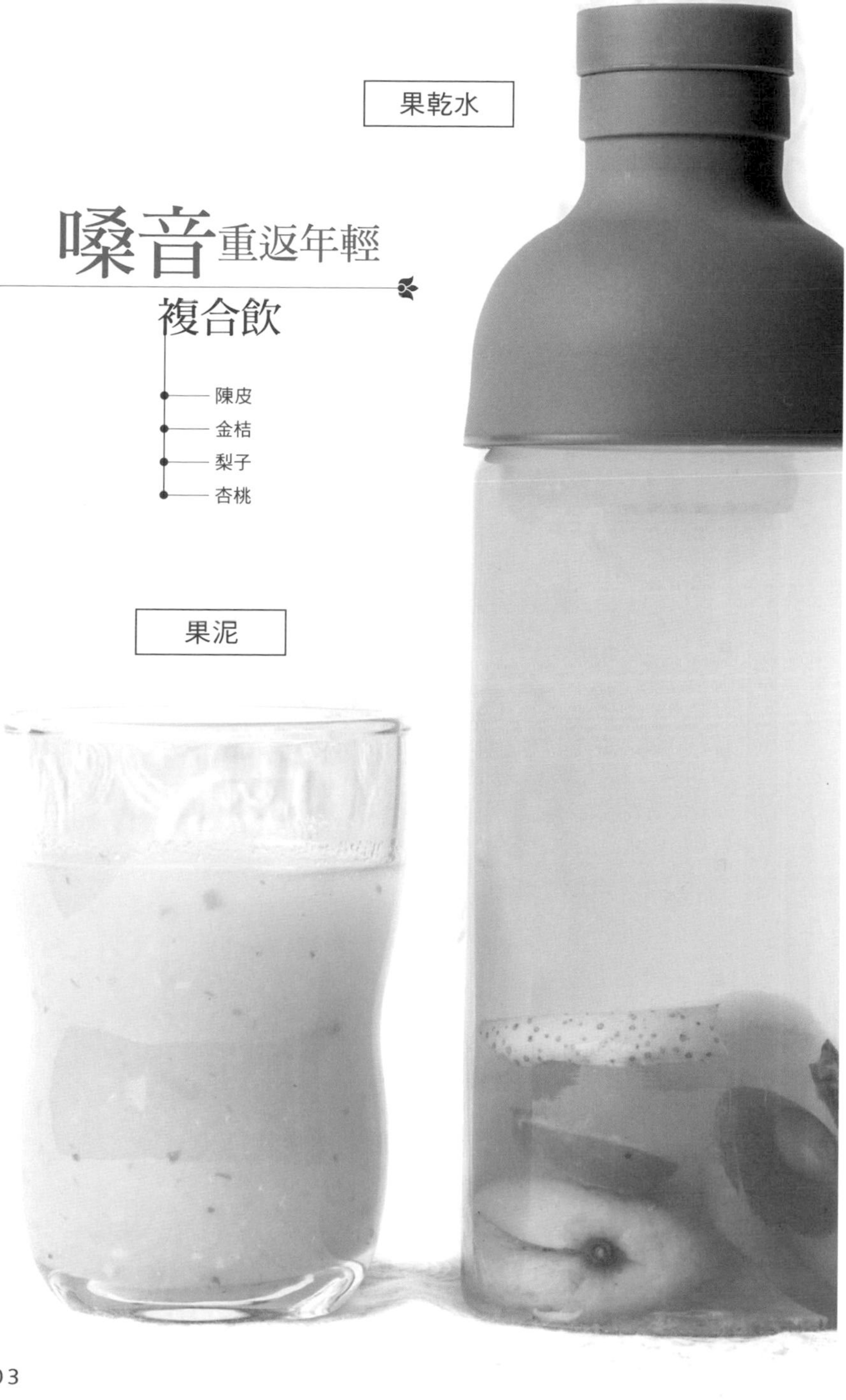

果乾水

果泥

肌膚重返年輕

複合飲

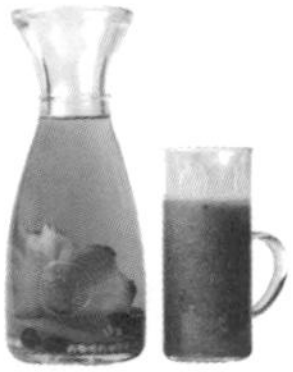

有很多詞彙都可以用來稱讚女性，年輕美麗是任何女性聽了都會開心的形容詞，而影響視覺年齡的關鍵就是皮膚。

只花心思保養皮膚是不夠的。

有句話說：「皮膚是內臟的鏡子。」意思是說，如果身體內在是健康的，皮膚也會跟著健康。因此，溫潤身體內側，讓細胞的每個角落都吸收到有益皮膚的營養是很重要的。只要這樣做，肌膚就會緊緻又有光澤。

現在這個時代，人家說人生長達一百二十年，即使三十幾歲、四十幾歲甚至七十幾歲才開始也不嫌晚。只要有心想要變美，就可以馬上開始。

首先，要先改變補充水分的方式，要養成在感到口渴之前就勤於喝水的習慣。光是這樣做，就能引發不小的變化。既然要喝，那就要喝對皮膚有營養的東西，並且喝得開心又美味。你也開始來喝吧！

◆材料（2人份）

- 芒果乾　1片
- 鳳梨果乾　1片
- 黑葡萄乾　10粒
- 薏苡仁　5克

果乾水的做法

把所有材料（大約二十克）放進鍋子或壺中，注入七百毫升的水下去煮。水滾後轉小火，煮個十到十五分鐘。

熱果泥的做法

把右邊煮出來的東西直接倒進果汁機打勻。

當皮膚受寒，就會顯得黯沉。這道複合果乾水要熱熱喝，效果才會倍增。順便一提，要是放冷了才喝，效果就少了一大半。

●所需的水果乾份量因個人喜好而有差異，請先試喝再增減。

嗓音重返年輕 複合飲

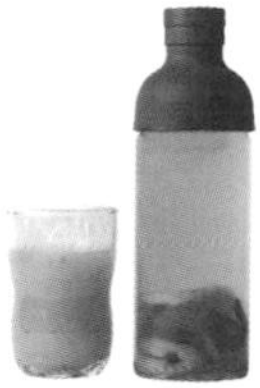

我們很難察覺自己的嗓音老化了沒有，但只要聽到別人的嗓音，就能大致推測對方的年齡，對吧？

動畫或電影的配音也是如此，年輕貌美的女性或小孩嗓音通常比較高亢，若是魔女、老婆婆或壞女人，嗓音多半偏低或沙啞。

要判斷一個人的年齡、外表或個性時，嗓音的地位就是這麼重要。如果你想要重返年輕，或是想要保持年輕美麗，保養嗓音是非常重要的。

嗓音之所以會隨著年齡變低、變沙啞，是因為負責發聲的聲帶肌肉受寒、僵硬、難以伸縮。這和肩膀受寒就會僵硬，要活動顯得很吃力一樣。對於聲帶，我們也只要予以溫潤滋補即可。

材料（2人份）

- 陳皮切絲　2根
- 金桔果乾　2片
- 梨子果乾　1/2片
- 杏桃果乾　1/2個

果乾水的做法

把所有材料（大約十克）放進鍋子或壺中，注入七百毫升的水下去煮。水滾後轉小火，煮個二十分鐘。

熱果泥的做法

把右邊煮出來的東西直接倒進果汁機打勻。

這道複合飲是為了滋潤聲帶，請把它放冷到五十度左右，再以溫暖聲帶的方式慢慢喝，不要咕嚕咕嚕地漱口。順便一提，要是放冷再喝就沒效了。

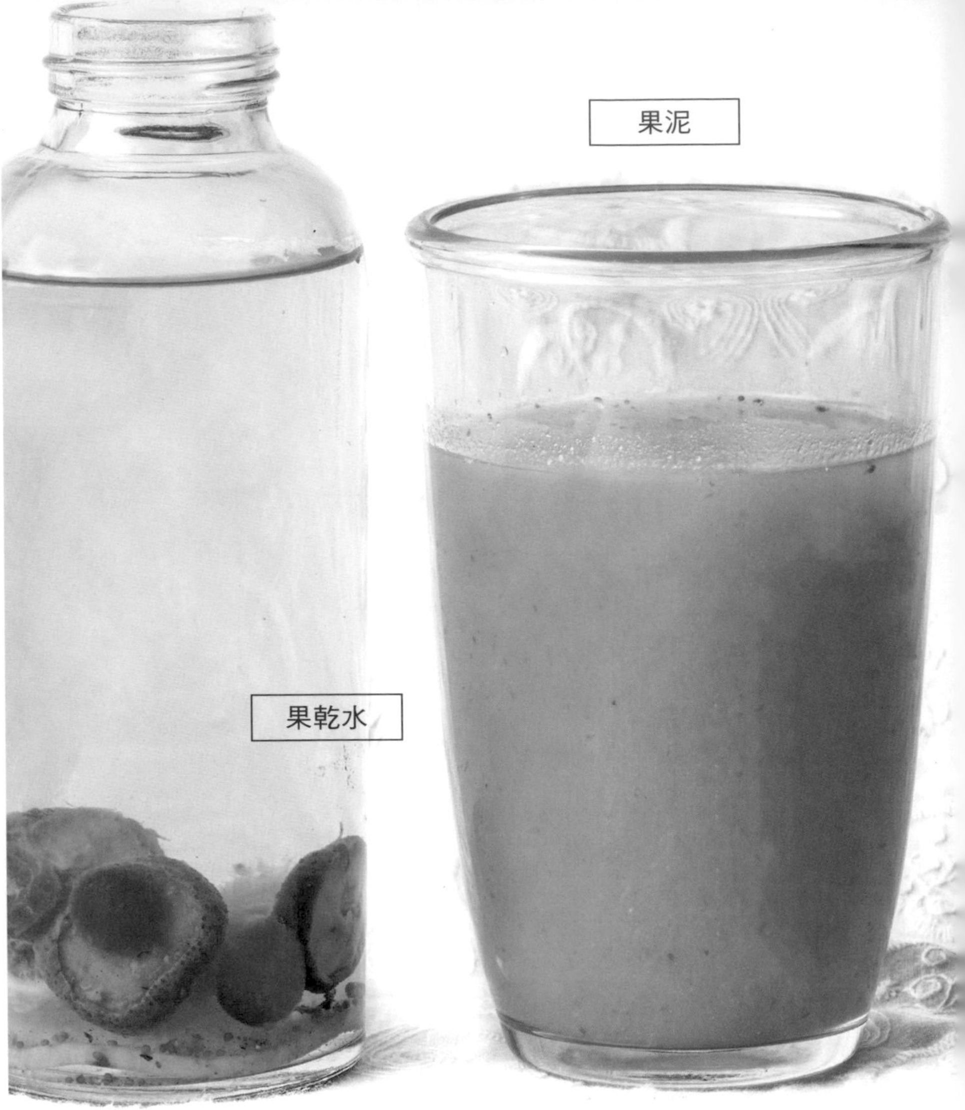

BODY-CARE

身體重返年輕 複合飲

- 山楂果
- 蘋果
- 無花果
- 蔓越莓

心靈重返年輕
複合飲

- 枸杞
- 龍眼
- 白葡萄
- 棗

MENTAL-CARE

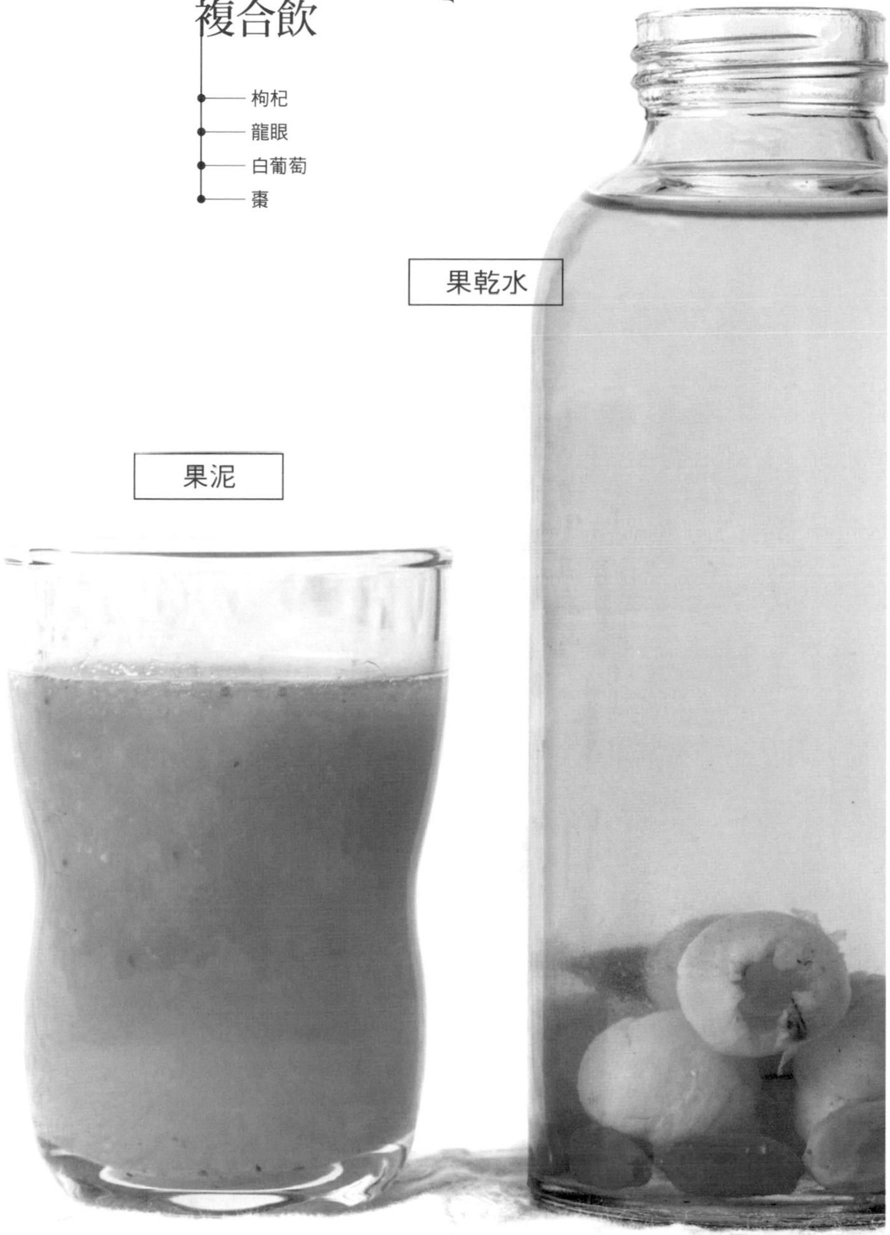

身體重返年輕

複合飲

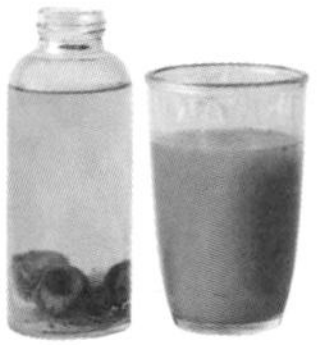

你最近有沒有覺得身體老化了呢？人在切身感受到體力衰退時，總會心想健康好重要，好想要保持年輕。但老化的原因究竟是什麼？

嬰兒的皮膚水嫩又有彈性，沒有斑點、皺紋和張大的毛孔。隨著長大成人，受到生活習慣和環境的影響，皮膚就會一點一滴地劣化。

到了中老年，荷爾蒙失調、內臟功能變差和壓力等多重因素複雜地交錯，無論內在或外在都加速老化。但老化的速度因人而異，所以才會有人看起來比實際年齡年輕，有些人外表和年齡一致，而有些人則是看起來比真實年齡還要老。

無論如何，我們都想要成為外表比實際年齡年輕的人。

材料（2人份）

- 山楂果切薄片　2片
- 蘋果乾　1片
- 小粒無花果乾　1個
- 蔓越莓果乾　2粒

果乾水的做法

把所有材料（大約十克）放進鍋子或壺中，注入七百毫升的水下去煮。水滾後轉小火，煮個二十分鐘。

熱果泥的做法

把右邊煮出來的東西直接倒進果汁機打勻。

如果想讓身體更容易活動，想讓體型更纖細的話，就要趁熱喝。

心靈重返年輕複合飲

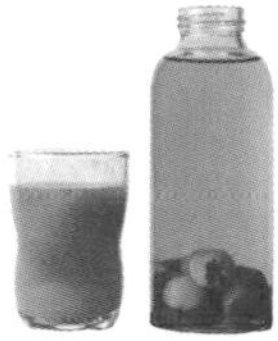

最後是讓心靈重返年輕的複合飲。其實，心靈才是真正最該保持年輕的地方。

一聽到重返年輕，我們往往會第一個想到要保養皮膚或身體。然而，若要真正重返年輕，心靈是最重要的。

你是不是心想：「我已經這把年紀了，太遲了……」

但其實，視你的心態而定，一切都有可能改變。

當心態變得更年輕時，不僅可以對輕度憂鬱、緊張、壓力和睡眠障礙說再見，還會產生想要去做各種事情的意願。

要不要像不放棄追求年輕又健康長壽的香港人一樣，讓心態經常保持正向積極，去實現各種想做的事情？好奇心會讓人感到興奮，希望好奇心也能在你心中湧現。

材料（2人份）

- 枸杞　4粒
- 龍眼乾　5個
- 大粒白葡萄乾　5粒
- 棗　1/4個

果乾水的做法

把所有材料（大約十克）放進鍋子或壺中，注入七百毫升的水下去煮。水滾後轉小火，煮個二十分鐘。

熱果泥的做法

把右邊煮出來的東西直接倒進果汁機打勻。

我建議大家在想要喘口氣時，趁熱慢慢喝這道複合飲，藉此好好放鬆心情。

【英國和香港的飲食習慣（粥與燕麥片）】

由於香港過去是英國的殖民地，所以有些香港的習慣傳到了英國，有些英國的習慣遺留在香港，最經典的例子就是下午茶，也就是下午用三明治或司康餅等輕食配紅茶，或是吃蛋糕、餅乾等零食。除了吃以外，下午茶的時段還是個社交場合，無論餐具、家具、規矩和聊天內容都非常講究，是英國上流階級文化的精髓之一。

下午茶其實是源自香港的飲茶習慣。從以前開始，香港人就會一邊吃點心一邊喝茶，雖然也有些人自己一個人在看報，不過好幾個人一起聊得起勁才是最大的目的。如果是平日早晨，就在打完太極拳活動身體之後，和太極拳友一起熱鬧。若是假日中午，就和家人一起熱鬧。

香港的飲茶文化雖然也有泡茶或讓別人幫忙倒茶等小小的規矩，但原則上是很自由的。

同樣是喝茶、吃東西的行為，但英國和香港完全不一樣，真是有趣。

然後是早餐。香港人不可能不吃早餐。說到香港的早餐，我們會聯想到粥。食在香港，健康長壽的香港人會吃好消化又熱騰騰的粥當早餐，想在一大早就讓身體暖起來，用粥作為活力的來源。街上到處都有賣粥，到了早上生意特別好。香港人早餐外食是很平常的事，但他們並不是只有吃粥，他們也吃西式早餐，像是出前一丁＋麵包夾蛋或火腿＋飲料套餐、通心粉湯＋麵包夾蛋或火腿＋飲料套餐，或是燕麥片＋三明治＋飲料套餐等等。連西式早餐都以溫暖身體為原則，這一點很像香港人的作風。另外，因為是用刀叉吃，所以是西式。

不過，並不是所有香港人早餐都外食，也有很多人在家裡吃，至於吃的東西則是燕麥片。燕麥片就是把燕麥打穀之後，加上水、豆漿或牛奶做成粥狀來吃。在香港，人人都在吃的燕麥片品牌是美國的桂格。

八十幾歲的馬夫人是居住在香港最久的日本人，我曾問她早餐都吃什麼，她回答：「我都吃燕麥片。之前我膽固醇過高時，我兒子建議我吃那個。吃了之後，膽固醇真的降低了。因為它還含有豐富的食物纖維，所以排便也很順暢。」

順便一提，我老公小時候總是能睡多晚就睡多晚，所以早餐不是吃要花時間煮的粥，而是泡西式的燕麥粥，快快吃完就馬上去上學了。

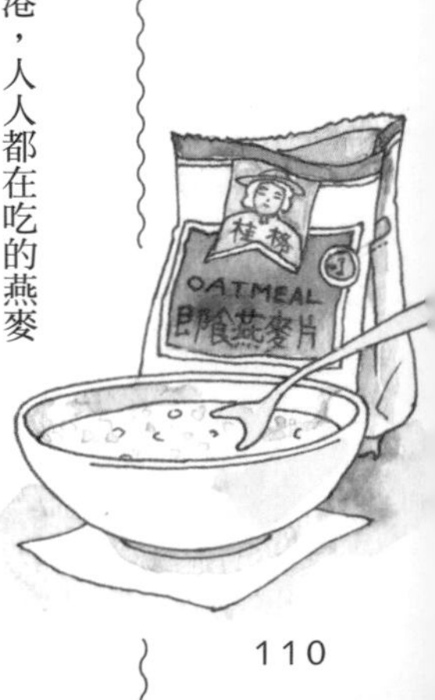

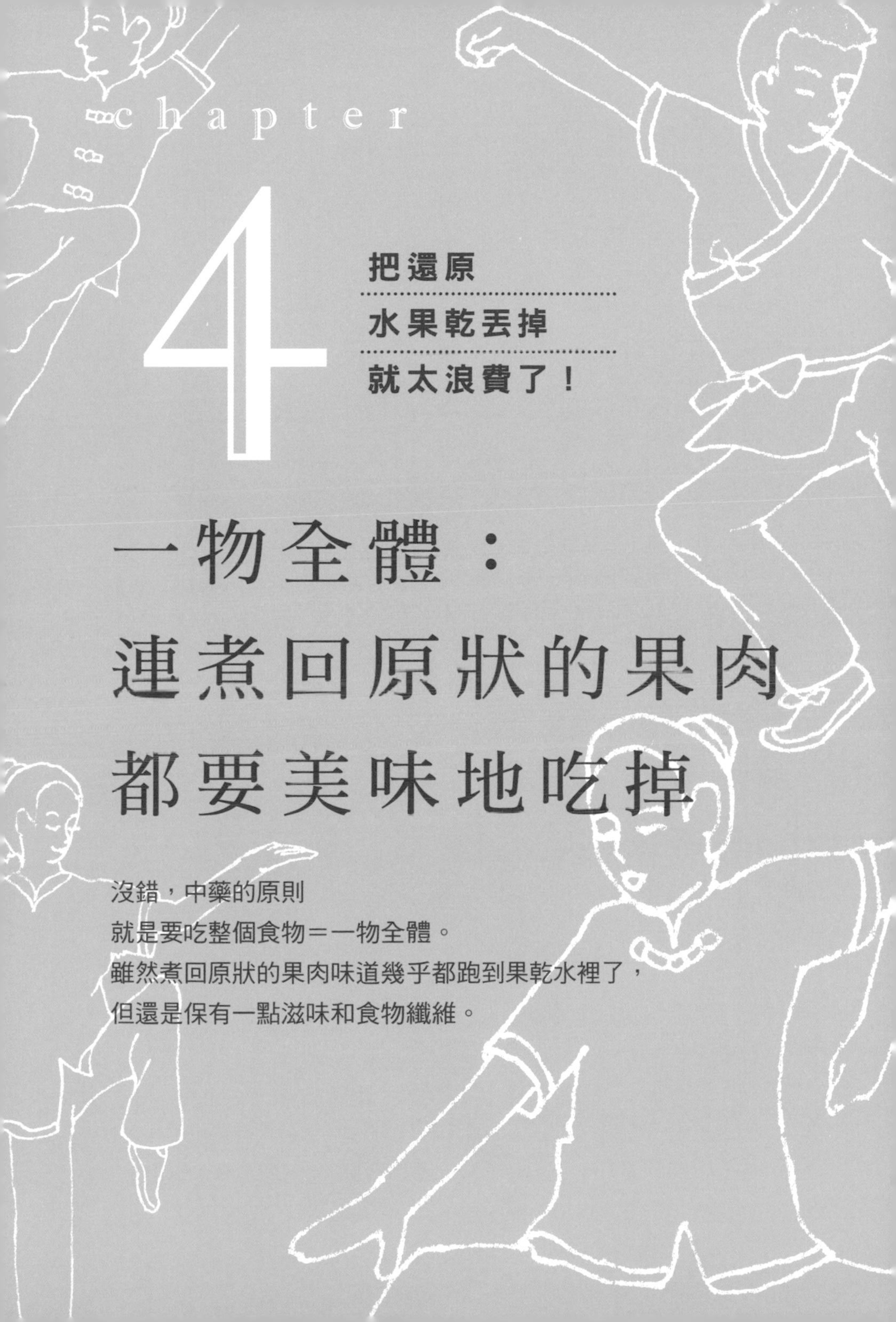

chapter

4

把還原

水果乾丟掉

就太浪費了！

一物全體：連煮回原狀的果肉都要美味地吃掉

沒錯，中藥的原則
就是要吃整個食物＝一物全體。
雖然煮回原狀的果肉味道幾乎都跑到果乾水裡了，
但還是保有一點滋味和食物纖維。

把果乾水和水果乾全部吃掉，完整地享用食物

煮過果乾水而恢復原狀的水果乾不但口感很棒，還含有食物纖維和營養。當然了，我建議大家在喝果乾水的同時也把水果乾直接吃完，但就如同我在重返年輕複合果乾水（99頁起）所介紹的，要把它們全部放進果汁機打勻，做成溫熱的果泥也可以。只要多花一道小手續，就可以品嘗到不同的美味。

在這一章，我要介紹幾則好吃的延伸食譜，可以應用在本書介紹的所有水果乾上，而且也可以換成任何水果乾。

【如何保存煮回原狀的水果乾】

如果不馬上做成料理的話，要用保鮮膜包好。如果未來三天內會製作成料理，就放在冷藏庫，超過三天的話要放冷凍庫。即使冰在冷凍庫，也要在一個月內用完。

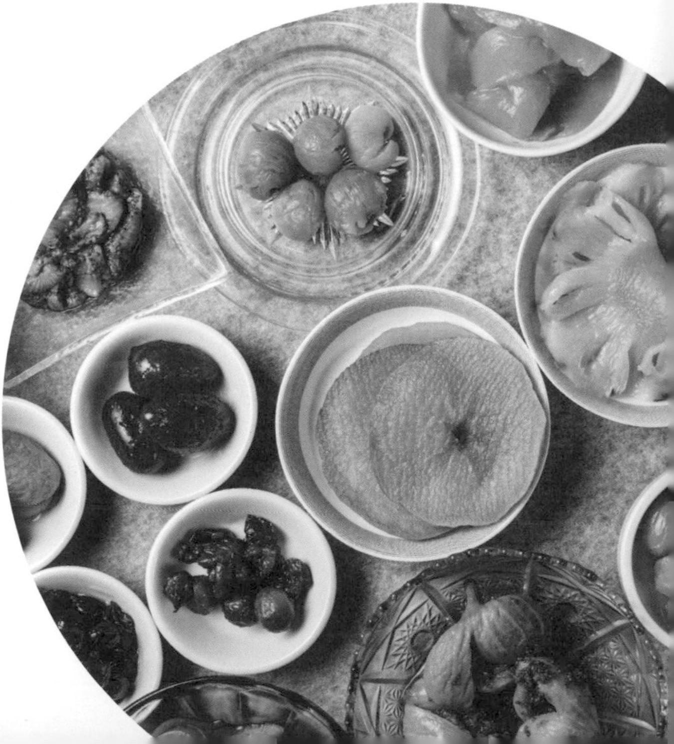

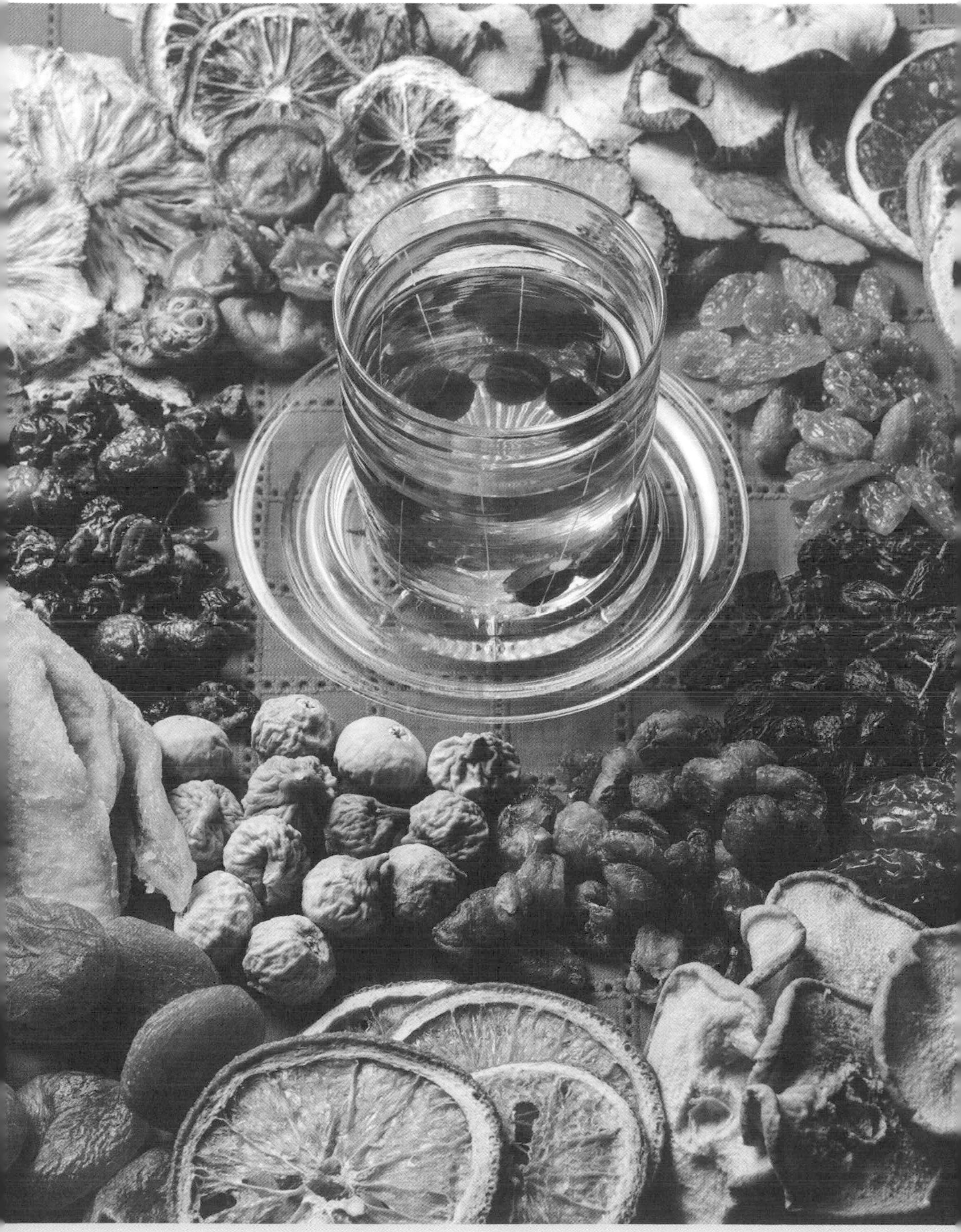

番茄果醬和
葡萄乾果醬

做法請見116頁

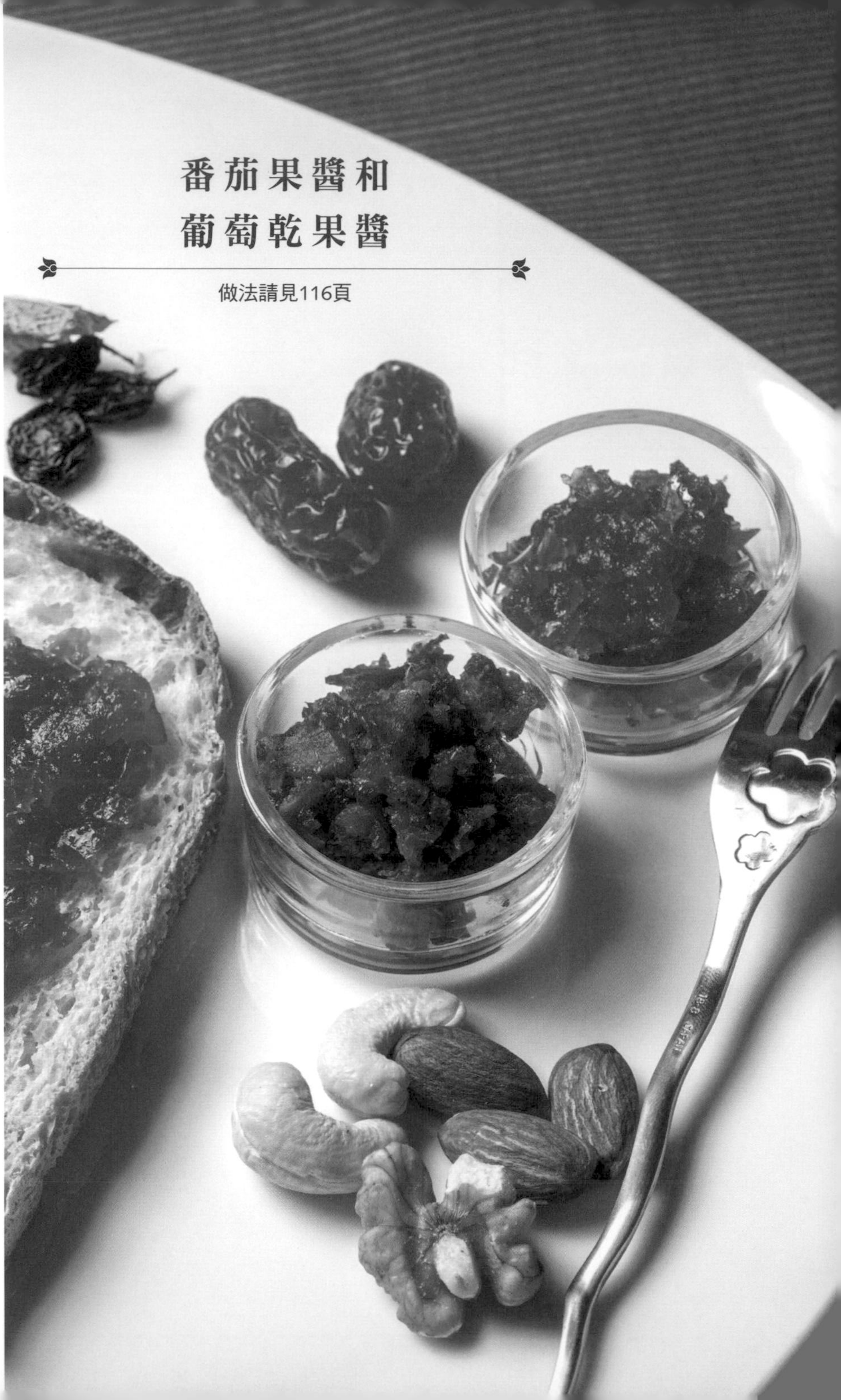

法式小點心、沙拉與醬汁

做法請見117頁

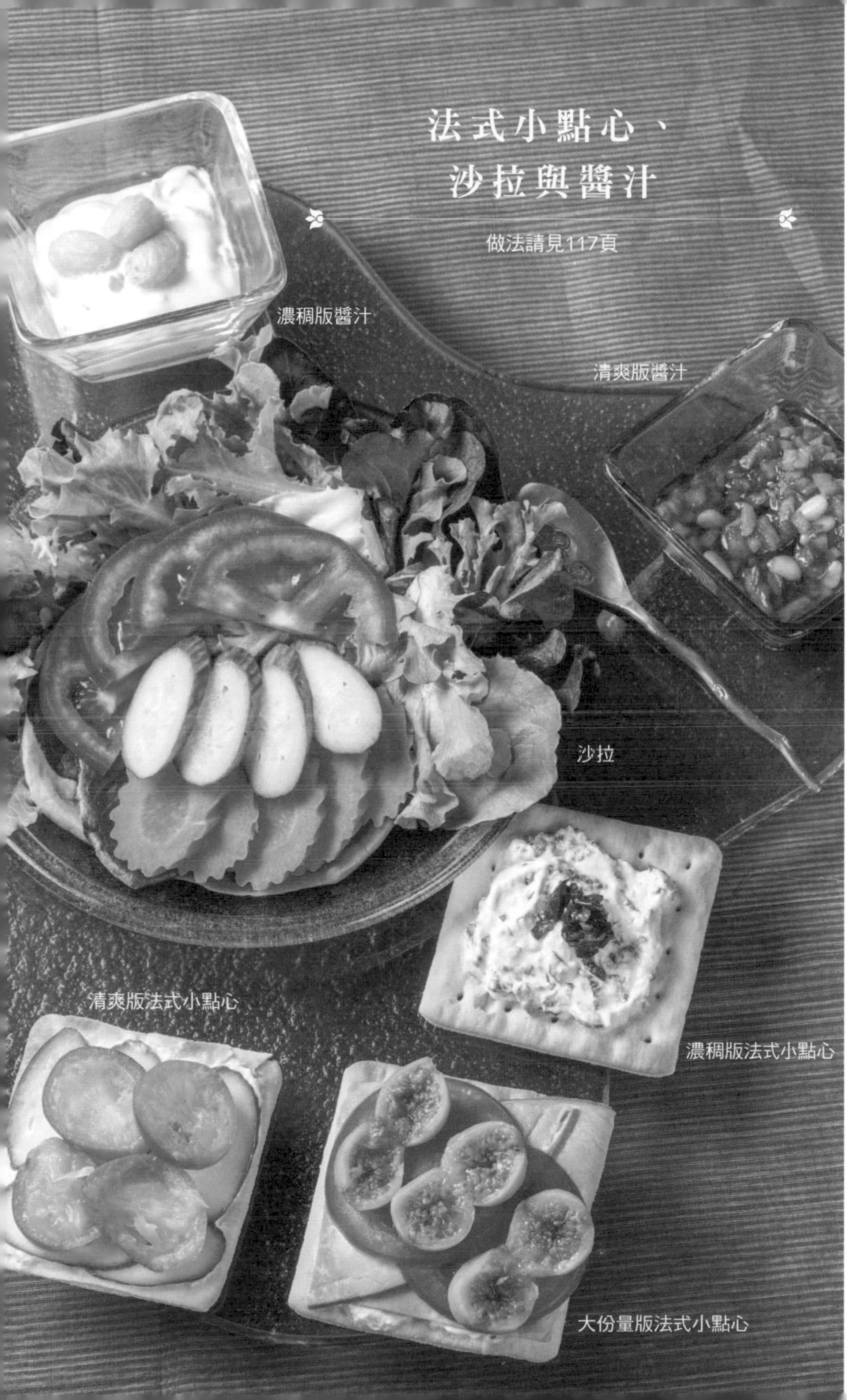

番茄果醬和葡萄乾果醬

材料

- 煮回原狀的番茄乾或
  葡萄乾　適量
- 水　適量（稍微蓋過材料即可）
- 黑砂糖　適量（依個人喜好）
- 肉桂粉　適量（依個人喜好）

做法

1. 把煮回原狀的水果乾切碎。
2. 把水和黑砂糖放進小鍋子裡，仔細混合均勻。
3. 把步驟1的材料加進2裡面，用小火煮到水分乾掉為止。
4. 依個人喜好灑上肉桂粉。

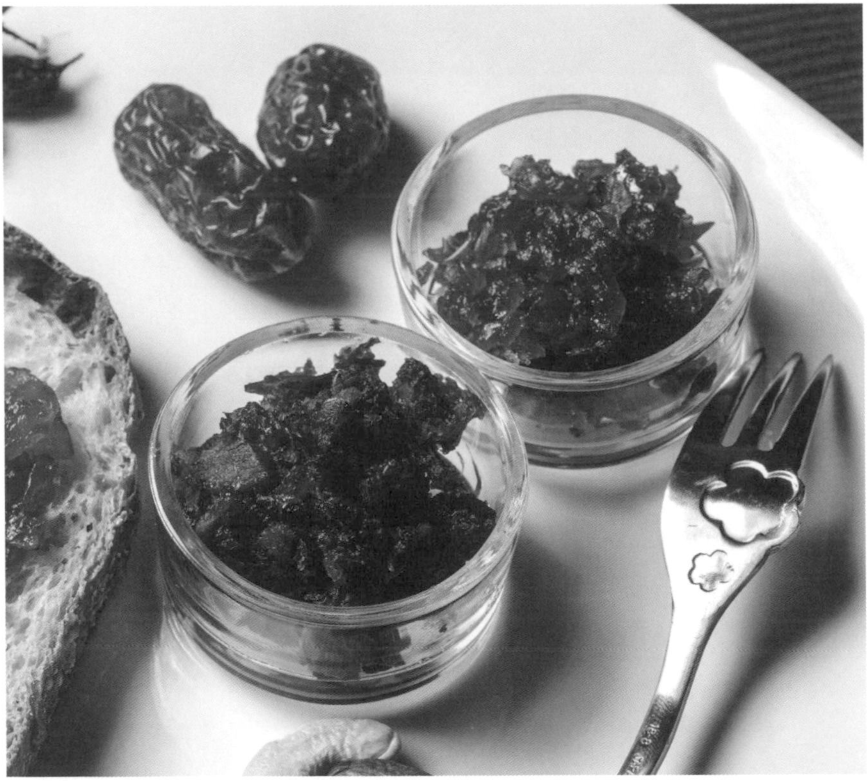

法式小點心、沙拉和醬汁

◆法式小點心◆

（濃稠版）

材料

- 煮回原狀的水果乾　適量
- 餅乾　適量
- 奶油起司　適量

做法

1. 把煮回原狀的水果乾切碎。
2. 把奶油起司和步驟1拌勻。
3. 把步驟2的材料放在餅乾上。

（大份量版）

材料

- 煮回原狀的水果乾　適量
- 餅乾　適量
- 火腿　適量
- 番茄薄片　適量

做法

1. 把煮回原狀的水果乾切成容易入口的大小。
2. 把火腿、番茄和步驟1的材料放在餅乾上。

（清爽版）

材料

- 煮回原狀的水果乾　適量
- 餅乾　適量
- 奶油起司　適量
- 小黃瓜薄片　適量

做法

1. 把煮回原狀的水果乾切成容易入口的大小。
2. 把奶油起司薄薄地塗在餅乾上。
3. 把小黃瓜和步驟1的材料放在餅乾上。

◆沙拉◆

依個人喜好，準備葉菜類、小黃瓜或紅蘿蔔等蔬菜。

◆醬汁◆

（清爽版）

材料

- 煮回原狀的水果乾　適量
- 巴薩米克醋　適量
- 橄欖油　適量
- 天然鹽　適量

做法

1. 把煮回原狀的水果乾切碎。
2. 把步驟1加上巴薩米克醋、橄欖油和鹽，並混合均勻。

（濃稠版）

材料

- 煮回原狀的水果乾　適量
- 美乃滋　適量

做法

1. 把煮回原狀的水果乾切碎。
2. 把美乃滋和步驟1拌勻。

開放式三明治和手指三明治

做法見120頁

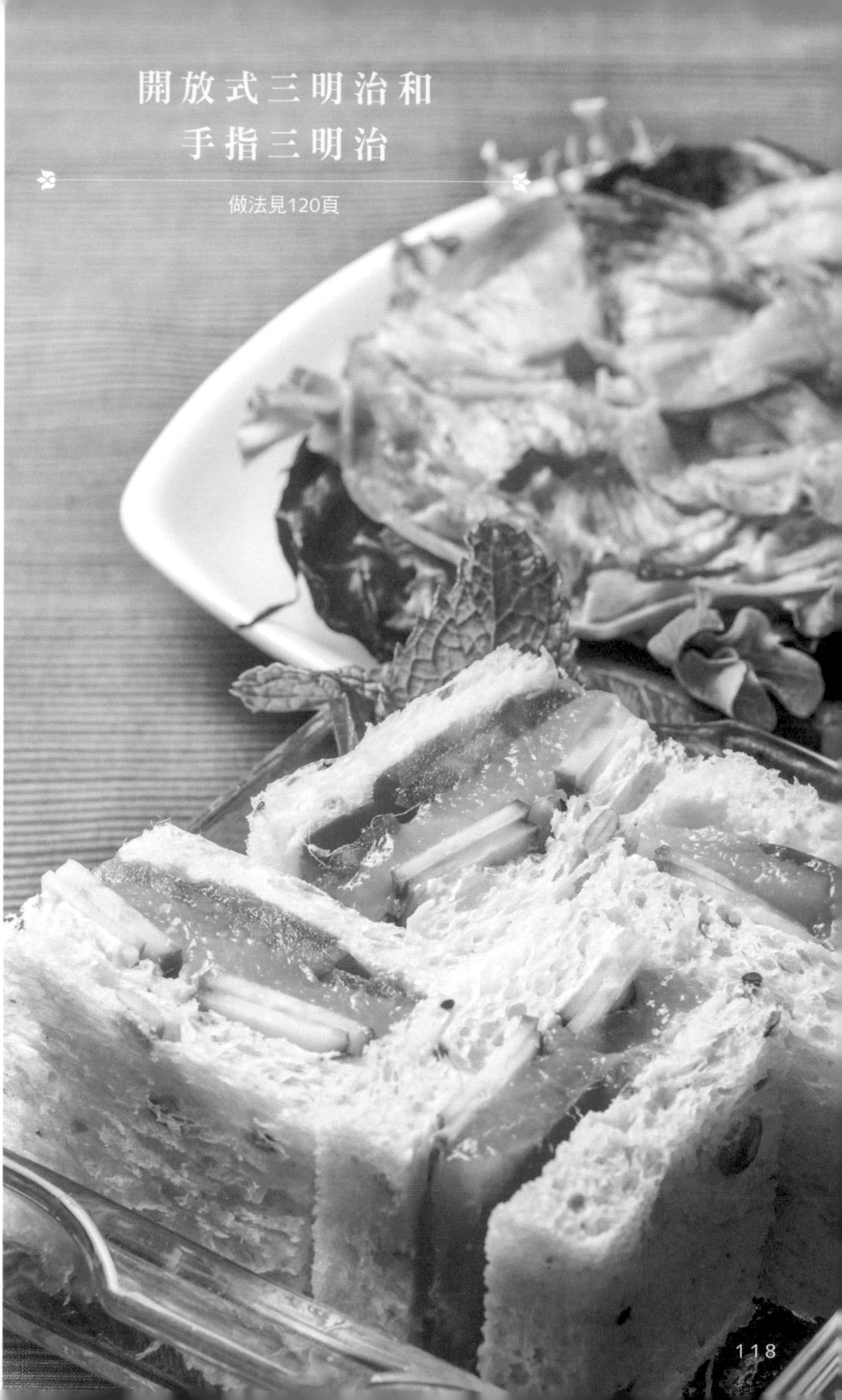

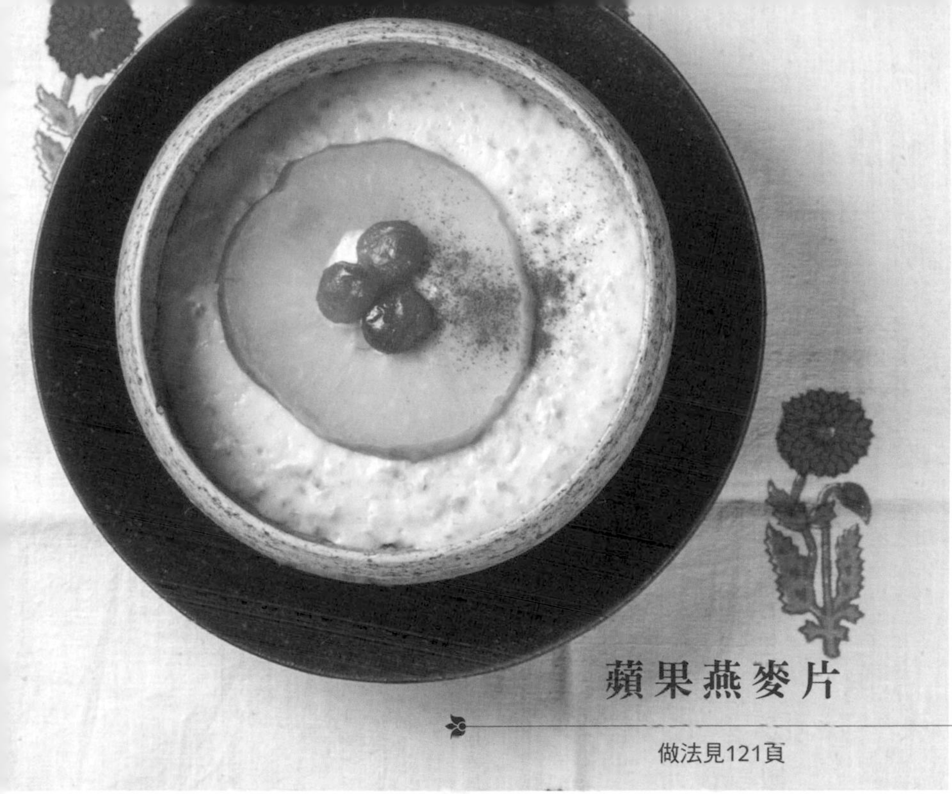

蘋果燕麥片

做法見121頁

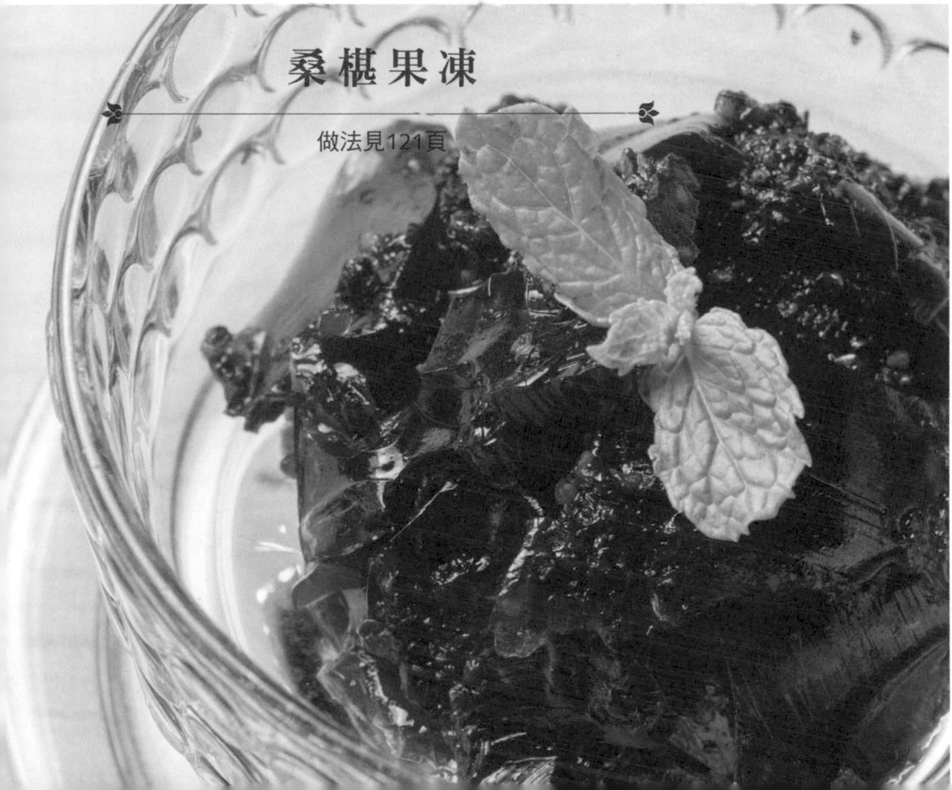

桑椹果凍

做法見121頁

開放式三明治和手指三明治

◆三明治◆

材料

- 煮回原狀的水果乾　適量
- 吐司　適量
- 奶油或美乃滋　適量
- 蔬菜（依個人喜好，準備小黃瓜或葉菜類等）

做法

1. 把煮回原狀的水果乾徹底去除水分。
2. 在吐司上塗抹奶油或美乃滋，用來製作好吃的三明治。
3. 把步驟1和蔬菜夾在步驟2的吐司裡，或是放在吐司上。

煮過的鳳梨水果乾口感很好，外觀也好看，但幾乎沒有味道。不過，只要用奶油炒過，或是和火腿一起搭配，吃起來就會和吐司很搭。

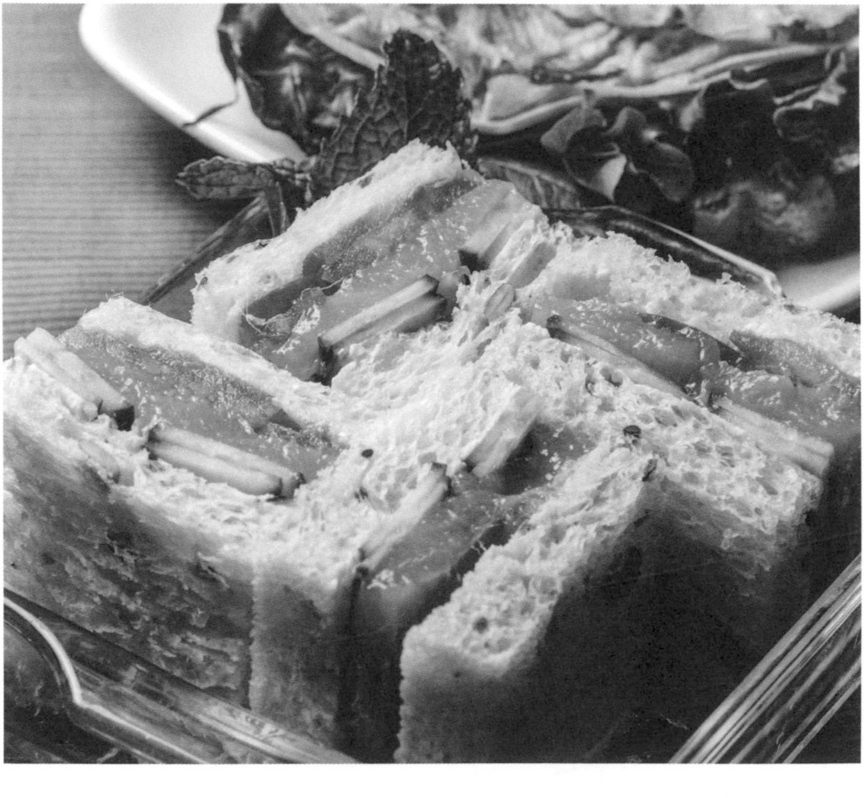

蘋果燕麥片

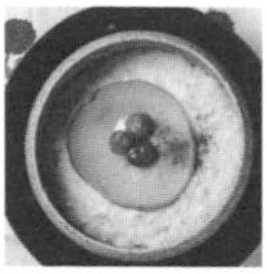

◆燕麥片◆

材料（1人份）

- 煮回原狀的蘋果乾　適量
- 燕麥片　30克
- 豆漿　150毫升
- 黑砂糖適量（依個人喜好）

做法

1. 把燕麥片和豆漿放進小鍋子裡，開中火。滾了之後轉小火，依照個人喜好加入黑砂糖，煮個一到兩分鐘。
2. 把步驟1的材料放進容器中，再用煮回原狀的蘋果乾裝飾。

以微波爐製作

1. 把燕麥片和豆漿放進耐熱容器中拌勻，輕輕蓋上微波專用蓋，再用微波爐（500W）微波兩分鐘。
2. 依個人喜好灑上黑砂糖，用煮回原狀的蘋果乾裝飾。

桑椹果凍

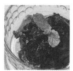

◆桑椹果凍◆

材料

- 煮回原狀的桑椹乾　適量
- 吉利丁　5克
- 八十度以上的熱水　300毫升（或溫熱果乾水250毫升＋八十度以上的熱水50毫升）
- 黑砂糖　1大匙（依個人喜好）

做法

1. 在五十毫升熱水中加入吉利丁混合均勻（順序不可顛倒）。若要加入黑砂糖，要在加吉利丁之前就先加進熱水中。
2. 把步驟1的材料加進250毫升的熱水或溫熱果乾水裡，並混合均勻。
3. 把步驟2的材料和煮回原狀的水果乾倒進模型中，放進冰箱冷藏三小時。

後記

我再重複一次，香港人很多渴望，也很健康長壽。

中國歷代皇帝無論想做什麼都能輕易辦到，無論想要什麼都能輕易到手，但他們真正想得到的還是長生不老。在中國四千年的歷史中，許多名醫都為了歷代皇帝這個長生不老的願望（用現代的話來說就是強人所難），苦心研究再研究。而這些研究成果，就成了中醫學的基礎。

中醫學的奧義就在於永保健康。日文會說「醫食同源」，但中文則是說「藥食同源」。

在這個前提下，才有了「食在香港」這句話。

「食」這個字是一個「人」加上一個良好的「良」，只要在肚子餓時吃好東西，在口渴時喝好東西就能保持健康，我覺得這真是太棒了，醫食同源萬歲！

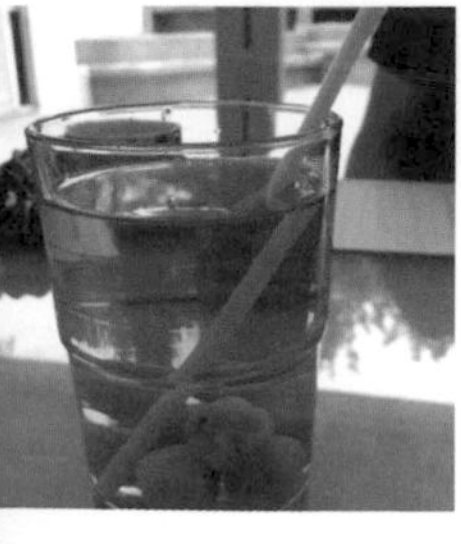
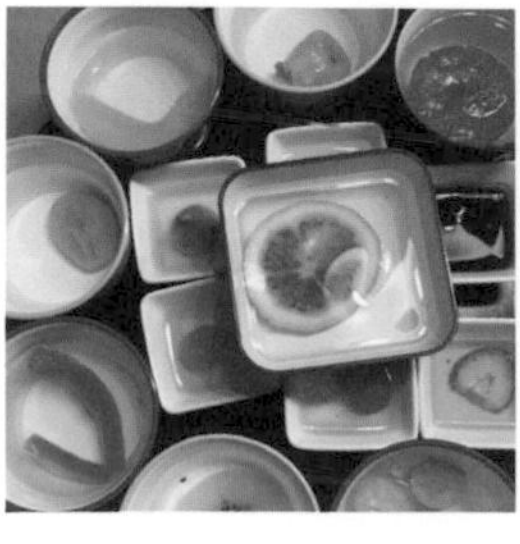
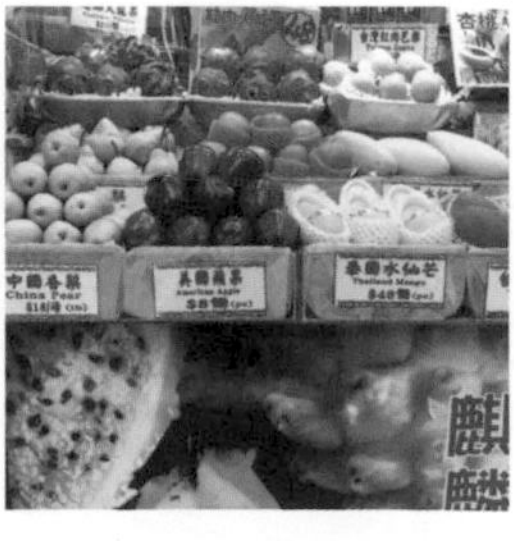
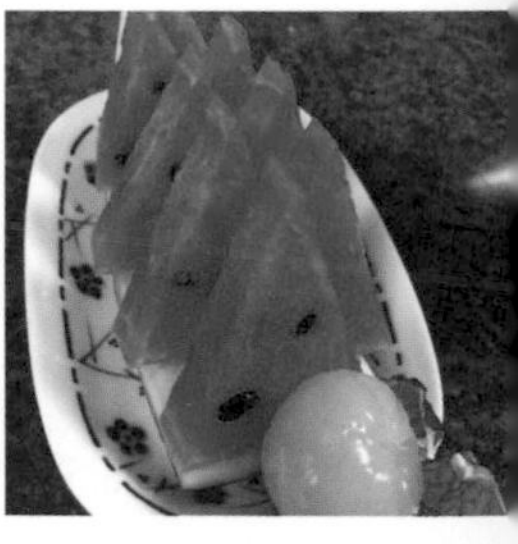

生病很痛苦，要治病也很辛苦，還要花費時間和金錢。要是身體健康的話，就不用做這些多餘的付出。如果可以，真想把花在治病上的時間用來做想做的事！

如果能在生病之前，趁身體還處於亞健康時就先吃些、喝些對身體有益的東西，不僅可以填飽肚子和解渴，還可以保持健康，這樣子不是輕鬆多了嗎？我很認同香港人這種合理又正面的觀念，也迷上了做為其基礎的中醫學。

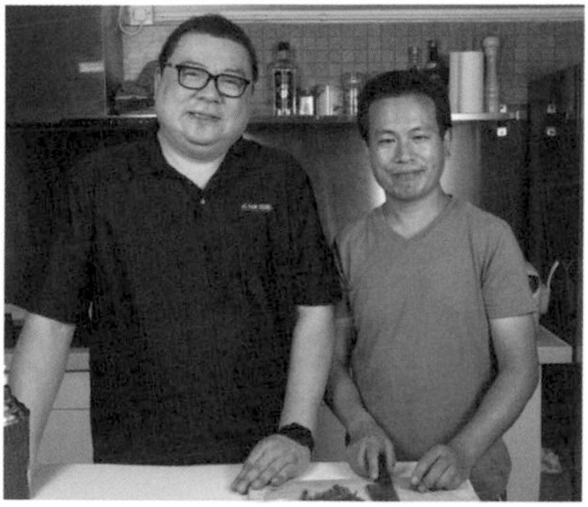

↑ 圖左是中醫醫學博士楊建龍，他對市場的每個角落都知之甚詳，也精通中醫藥方，負責設計本書的飲品。圖右是負責搭配食材的Tashi先生。

一提到中醫學，很多人都會覺得它很難懂，但我從旁觀察香港人的生活之後，察覺中醫學的原則其實很簡單。

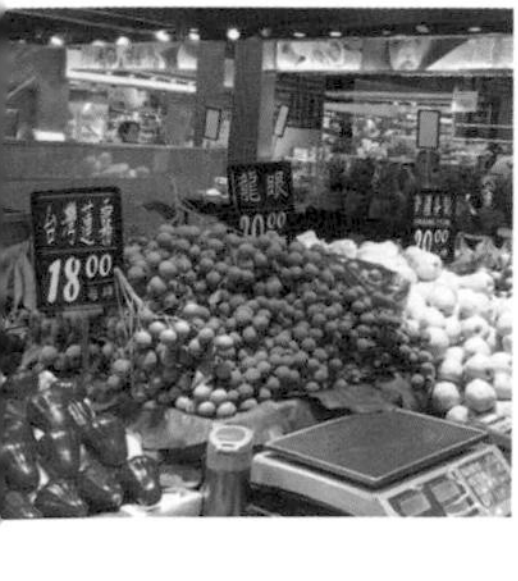

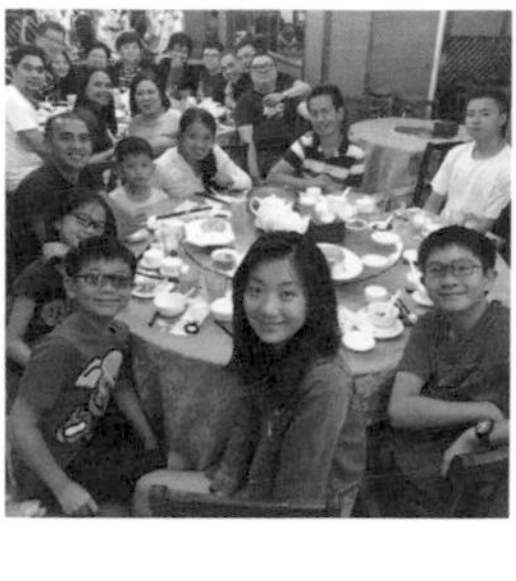

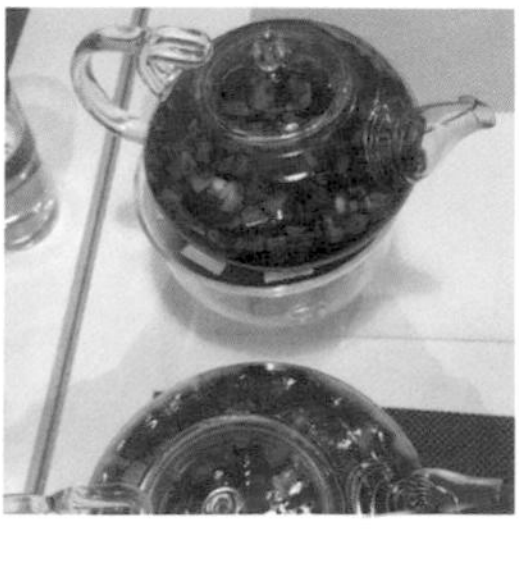

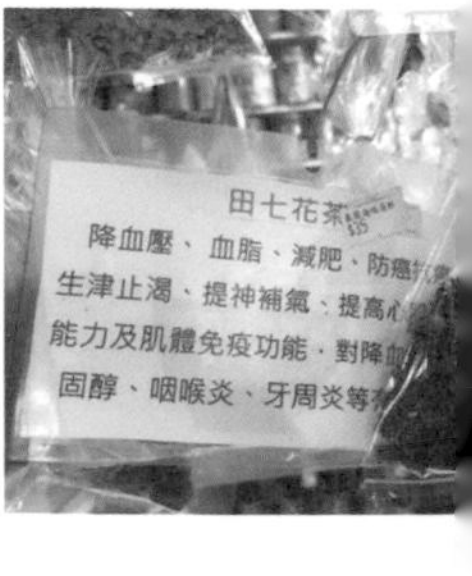

中醫學是一條捷徑，讓每個人都可以隨心所欲地度過人生。

我希望各位讀者們也能保持健康長壽。

所以，我開始思考：為了保持健康並隨心所欲地度過人生，我們可以做些什麼？

我想到的答案，就是熬煮果乾水來喝的健康長壽法。既然要做，那就要向連續三年奪得男女長壽冠軍的香港人取經，擷取他們的優點和長處。

我想把香港人的長處寫成書！我想向更多人推廣中醫學的精髓！二〇一七年晚秋的某天傍晚，我興起了這樣的念頭。

我馬上列出好幾種有益健康的水果乾，隔天早上就找我的助理廣美商量。她很直覺地說好，我便建立好大致的構想，當天晚上就和《世界一流的港式家傳雞湯》的責任編輯戶沼恂子小姐聯絡。

在那之後，我們開會討論了好幾次。

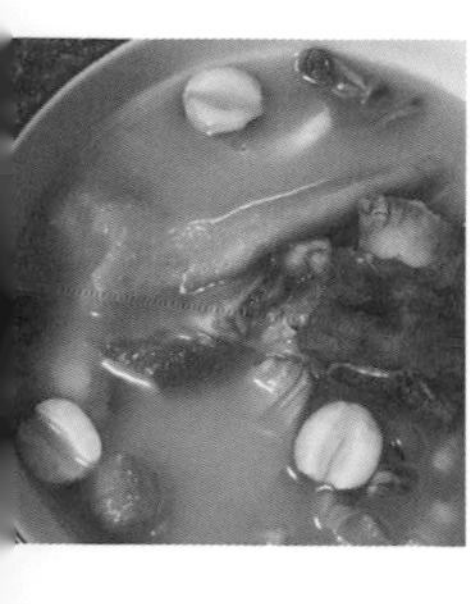

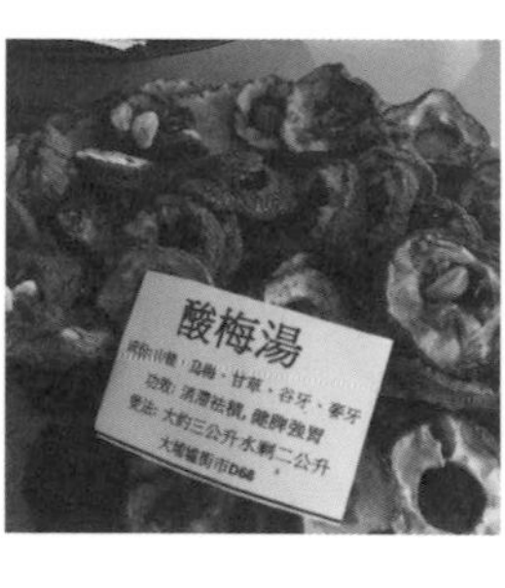

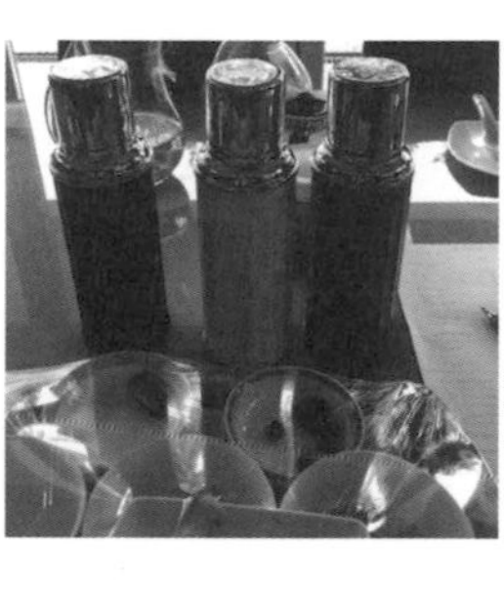

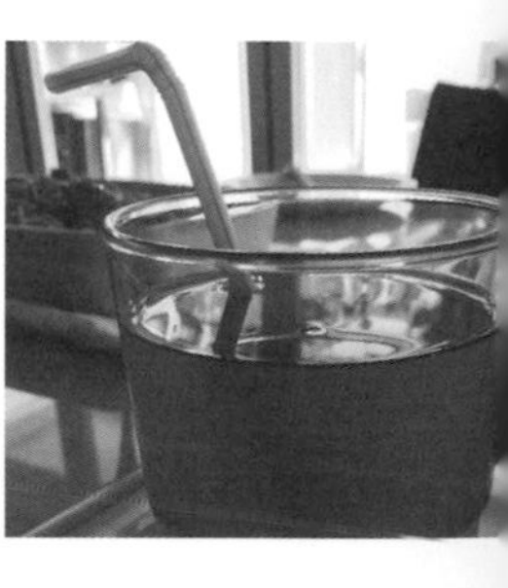

二〇一八年夏天，戶沼小姐為了進行拍攝作業特地來到香港，我們一起住了八天。既然要介紹香港文化，在香港進行作業是最好的。

在戶沼小姐的指揮下，我和住在香港的日本攝影師山形宗次郎先生、負責設計飲品的中醫醫學博士楊建龍（也就是我丈夫）、助手Tashi，以及負責整理小道具的伊奈小姐，大家一起愉快地完成了拍照作業。

我從以前就好幾次覺得山口潔子小姐的插畫很棒，這次書中的插畫也想交給曾在香港居住過的她負責。抱著會遭到拒絕的心理準備試著委託之後，她爽快地答應了。

經過如此這般的過程後，這本溫熱果乾水的書便完成了。如果這本書對你的健康長壽有所助益，將是我最開心的事。

二〇一八年十月　寫於香港

楊高木祐子

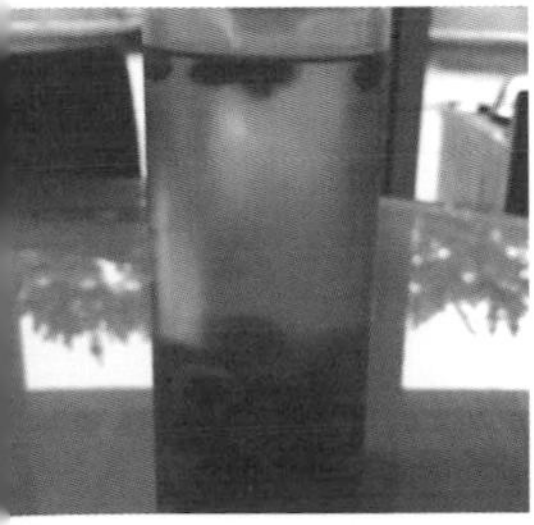

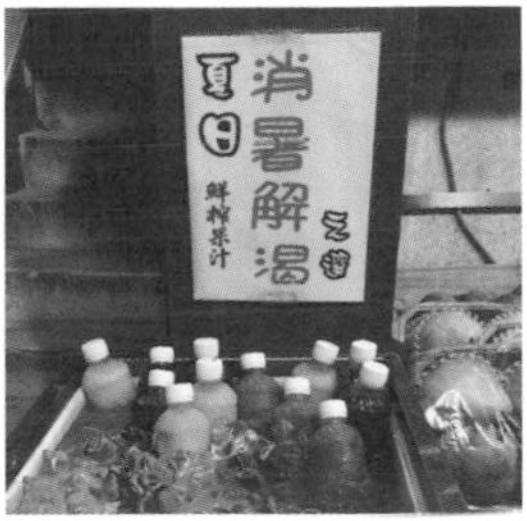

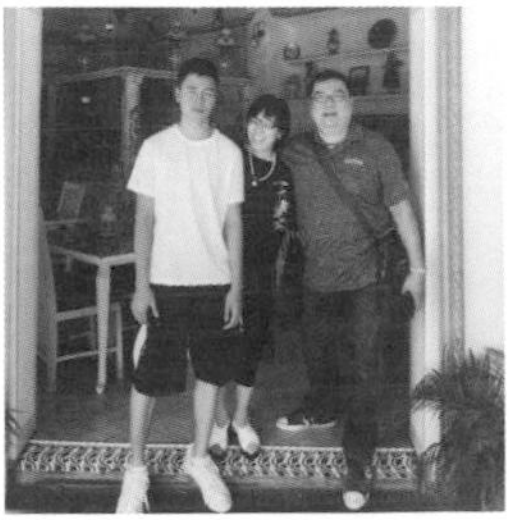

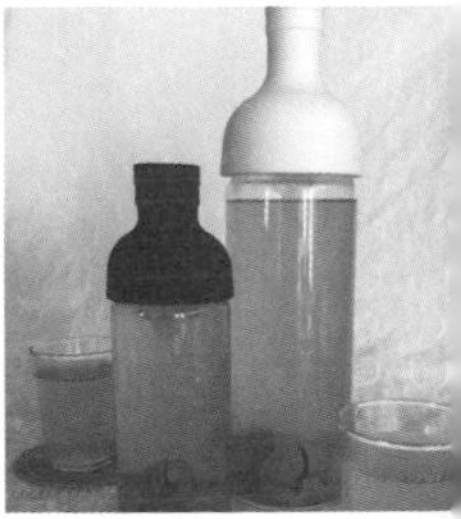

是健康的基礎，也就是要補充需要的養分並排出不需要的老廢物質，而我們的目的就是藉由持續飲用果乾

兩種，★的功效大於○。

●上品藥材 ●＋1食材

12	23	14	15	1	2	3	4	5	6	7	8		
桑椹	蔓越莓	柳丁	金桔	枸杞	棗	山楂果	乾薑	陳皮	肉桂	薄荷	薏苡仁	黑砂糖	檸檬
○						○			○				
★	○			★						○			
	○												
		○	○				○	★	○	★		○	
							○		○				
○					○	○	○		○			○	
			○		○								
					★		○		★	○		○	
	○			○	○		○		○		○	○	★
○		○				★	○	○					
	○		○								○		
	○	○				○	○		○	○		★	○
				○			★		○		○		
○					○								
○	○	○	○		○		○			○	★		
		★	★	○	○	○	○	○		○		○	○
					○					○			
				○									
	★ 膀胱炎												

●溫熱果乾水是藉由溫熱喝和補充水分來溫潤身體，透過攝取水果乾來滋養身體。「消化→吸收→排泄」水來培養這樣的身體。

●這份一覽表列出了書中介紹的水果乾和上品藥方，並且把功效特別優異的項目做記號。記號分成★和○

功效速查表

●15種基本水果食材

症狀＼食材	1 鳳梨	2 草莓	3 無花果	4 杏桃	5 番茄	6 芒果	7 龍眼	8 梨子	9 蘋果	10 白葡萄	11 黑葡萄
頭髮稀疏、掉髮					○						
眼睛疲勞		○		○					○		○
牙周病	★										
感冒、咳嗽、喉嚨痛		○	○	○	○						○
肩膀痠痛、腰痛				○							
便祕		○	○			○		○			○
生理痛、更年期障礙			○		○	★	○		○		
體寒				○	★						
皮膚老化	○	★	○	○	○			○	○	○	
肥胖	○				○						○
水腫	○									○	○
宿醉	○							★	○		
慢性疲勞	○						★	○	○	○	
代謝症候群	○	○	○				○	○	★		
貧血		○				○	○			○	○
過敏									○	★	
壓力大		○		○		○	○				
失眠							○				
健忘				★			○				
其他			★ 痔瘡								★ 骨質疏鬆症

國家圖書館出版品預行編目資料

排毒養生果乾水：健康╳排毒╳長壽╳祛寒╳美白╳瘦身，一天 500ml 一次擁有 / 楊 高木祐子著；伊之文譯 . -- 台北市：三采文化 , 2021.1 面； 公分 .
-- (三采健康館；150)

ISBN 978-957-658-466-4（平裝）
1. 食療 2. 乾燥果實 3. 飲料

418.915 109019182

撮影／山形宗次郎、イラスト／山口潔子
ブックデザイン／花平和子（久米事務所）

■有鑑於個人健康情況因年齡、性別、病史和特殊情況而異，建議您，若有任何不適，仍應諮詢專業醫師之診斷與治療建議為宜。

三采健康館 150

排毒養生果乾水

健康╳排毒╳長壽╳祛寒╳美白╳瘦身，一天 500ml 一次擁有

作者｜楊 高木祐子 譯者｜伊之文
編輯選書｜李婕婷 主編｜鄭雅芳
美術主編｜藍秀婷 封面設計｜李蕙雲 內頁排版｜郭麗瑜

發行人｜張輝明 總編輯｜曾雅青 發行所｜三采文化股份有限公司
地址｜台北市內湖區瑞光路 513 巷 33 號 8 樓
傳訊｜TEL:8797-1234 FAX:8797-1688 網址｜www.suncolor.com.tw
郵政劃撥｜帳號：14319060 戶名：三采文化股份有限公司
本版發行｜2021 年 1 月 8 日 定價｜NT$380